Christof Steinhauser

Entfache das Feuer in deinem Herzen

Die Energiemethode für ein faszinierendes Leben in ewiger Jugend

Das Erfolgs-
programm
der Jung-
gebliebenen

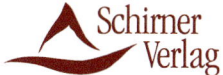

Schirner
Verlag

ISBN 978-3-8434-1367-1

Christof Steinhauser:
Entfache das Feuer in deinem Herzen
Die Energiemethode für ein
faszinierendes Leben in ewiger Jugend
Das Erfolgsprogramm der
Junggebliebenen
© 2018 Schirner Verlag, Darmstadt

Umschlag: Silja Bernspitz, Schirner, unter Verwendung von #361148300 (©kao), #298809653 (©Shumo4ka), #312157793 (©Yulia Glam), #475231264 (©TroobaDoor), #567315742 (©Shumo-4ka), #127341932 (©hxdbzxy), #186451412 (©Doggygraph), www.shutterstock.com
Layout: Silja Bernspitz, Schirner
Lektorat: Kerstin Noack, Schirner
Printed by: Ren Medien GmbH, Germany

www.schirner.com

1. Auflage September 2018

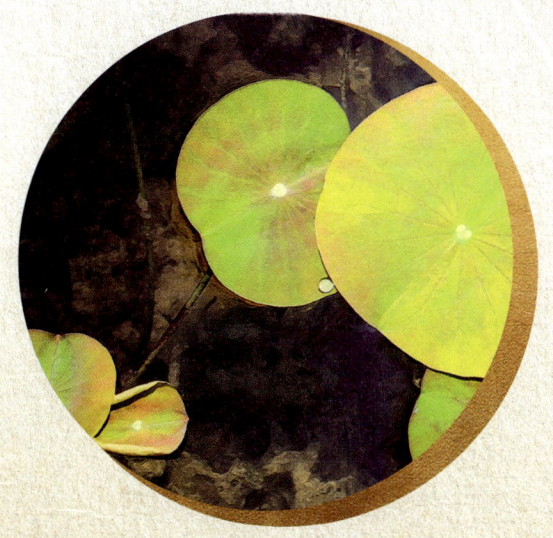

»Die ursprüngliche Weisheit
ist Intuition, während alles
spätere Wissen angelernt ist.«

Ralph Waldo Emerson

Der energetische Ansatz für erfolgreiches Anti-Aging

Der Schlüssel, um dein Feuer zu schüren: die Aktivierung deiner Intuition

Die energetische Anti-Aging-Praxis

Die universale Lebenskraft Qi und weitere Übungen für Jugend und Vitalität

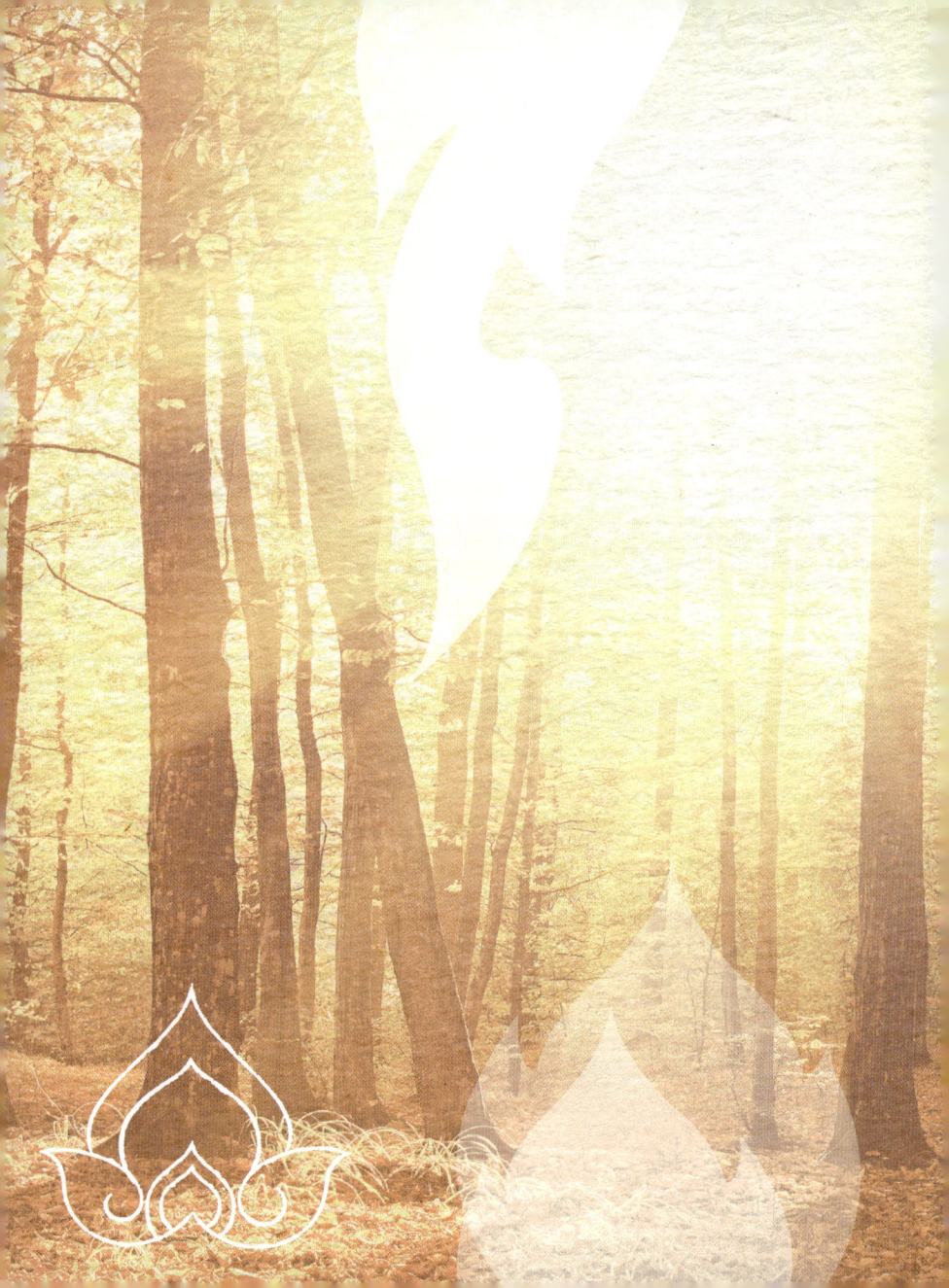

Der energetische Ansatz für erfolgreiches Anti-Aging

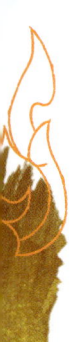

Die wunderbare Weisheit der Intuition

Vor etwa tausend Jahren lernte der chinesische Philosoph Meng bei einem Neujahrsfest in der Provinz Hebei die bezaubernde, wesentlich jüngere Jiao kennen. Er war völlig hingerissen von ihrer Schönheit und verliebte sich auf den ersten Blick. Leider hatte Meng jedoch aufgrund seines Alters das Nachsehen im Wettstreit mit zwei jungen Tänzern, die sich ebenfalls um die Gunst von Jiao bemühten.

Tief betroffen von den abweisenden Worten seiner Angebeteten ging er in die Berge, um in einer zweiwöchigen Meditation eine Eingebung zu erhalten. Die Eingebung dazu, was er tun müsse, um sein Altern aufzuhalten oder besser noch umzukehren. Meng wollte seine jugendliche Lebenskraft und Leidenschaft zurückgewinnen, um auf das weibliche Geschlecht wieder so anziehend wie in seinen frühen Jahren zu wirken.

Als er am zwölften Tag noch immer nicht die erleuchtende Idee erhalten hatte und bereits aufgeben wollte, geschah es plötzlich: Er empfing das Geheimnis der Junggebliebenen. Dieses offenbarte sich ihm vor seinem geistigen Auge in Form kraftvoller Lehrsätze, gerade als er sich wieder längere Zeit in meditativer Versenkung befand. Meng schrieb gleich nach seinem Erwachen seine kraftvollen Eingebungen auf einer Schriftrolle nieder. Diese Schriftrolle sollte sein Leben innerhalb kurzer Zeit tief greifend transformieren. Seitdem ist sie viele Male weitergegeben worden und hat Tausenden von Menschen zu einem glücklicheren und vitalen Leben verholfen. Zahlreiche von ihnen konnten ihr biologisches Alter nachhaltig senken, einfach indem sie die Lehrsätze und überlieferten Weisheiten für Erfolg und ewige Jugend reflektierend lasen und verinnerlichten.

Nun ist vor nicht allzu langer Zeit ein neues Schriftstück von Meng aufgetaucht, das uns ein weiteres Geheimnis der Junggebliebenen enthüllt. Es beginnt mit den folgenden Worten:

»Dein Aufbruch zu neuer Frische und Freiheit und in ein faszinierendes Leben voller bislang ungeahnter Möglichkeiten beginnt mit deiner bewussten Entscheidung, dich der ursprünglichen Weisheit, der Intuition, zu öffnen. Du erhältst Zugang zu dieser schöpferischen Intelligenz, sobald du lernst, deinen Geist vom unablässigen Gedankenstrom zu befreien, das Jetzt anzunehmen, auf dein Inneres zu lauschen und Vertrauen in deine neue Fähigkeit aufzubauen.«

Was hat Meng dazu bewogen, auch diese Einsicht festzuhalten und seiner Nachwelt eine Anleitung für ihre Umsetzung an die Hand zu geben? Es war, wie er in seinen Aufzeichnungen schreibt, die tief greifende Dankbarkeit, die er bei dem Gedanken daran, wie er damals durch einen »Zufall« seine Jiao in einem Lebensmittelladen wiedertraf, verspürte. Nur sechs Wochen nach

Eingebung der Lehrsätze für ewige Jugend und ihrer Umsetzung konnte er durch diese Begegnung das Herz von Jiao gewinnen und sie später heiraten.

Meng wurde erst im Nachhinein bewusst, dass er noch nie zuvor diesen Lebensmittelladen, in dem er Jiao wieder begegnen sollte, besucht hatte. Ein fast unmerklicher innerer Impuls, verbunden mit einem Gefühl des Glücks, hatte ihn jedoch veranlasst, dieses Geschäft aufzusuchen, obwohl es etwa zwei Kilometer weiter entfernt lag als der Händler, zu dem er normalerweise ging. Meng hätte sich nicht träumen lassen, dort Jiao zu treffen. Obwohl sein Herz immer noch für sie schlug, hatte er sich gerade erst damit abgefunden, seine Liebe vielleicht nie mehr wiederzusehen. Seine unentwegten Gedanken an diesen so glücklichen Umstand ließen ihm keine Ruhe. Es konnte einfach kein Zufall gewesen sein. Hing dieses Ereignis vielleicht unmittelbar mit seiner neuen Lebensweise, die aus den Lehrsätzen der Schriftrolle resultierte, zusammen?

Als Meng dann in einer Bibliothek auf eine Niederschrift des daoistischen Meisters Lim über die wunderbare Weisheit der Intuition stieß, wurde ihm klar: Er selbst hatte einen solch weisen Impuls erhalten, der ihn veranlasste, seine Einkaufsgewohnheit einmal zu ändern. Dieser Impuls kam exakt zu dem Zeitpunkt, als er trotz großer Zuneigung zu Jiao die Wahrscheinlichkeit akzeptiert hatte, ihr nie mehr zu begegnen. So hatte er Raum für Unterstützung durch die höhere Macht universeller Intelligenz geschaffen. Diese kannte natürlich seinen tiefen Wunsch und verhalf ihm in der Folge durch den Impuls zu dieser »Zufallsbegegnung«.

Aufgrund dieser Erkenntnis studierte Meng das umfassende Werk von Meister Lim zum Wesen der Intuition. Ihn interessierte dabei insbesondere, wie man diese Fähigkeit über energetische Übungen nochmals verstärken und dafür nutzen konnte, jung zu bleiben und die Leidenschaft im Herzen zu bewahren. Von hoher Bedeutung waren für ihn als Daoist die Lebensenergie Qi sowie die Praxis energetischer Übungen unter anderem aus der Kampfkunst Taijiquan. Seine Erfahrungen und die konkrete Vorgehensweise zur Entwicklung und Nutzung der intuitiven Fähigkeiten hat er uns schließlich als zweites wichtiges Geheimnis der Junggebliebenen übermittelt. Ich freue mich, es in diesem Buch mit dir teilen zu können.

Sicherlich hast du diese ursprüngliche Weisheit – manchmal auch als »Bauchgefühl«, »Gedankenblitz« oder »sechster Sinn« bezeichnet – in der ein oder anderen Form schon selbst erlebt. Ja, sie ist es, die uns hilft, durch eine plötzliche Eingebung die richtige Entscheidung zu fällen, auf wichtige Menschen zu treffen oder zündende Ideen für die Umsetzung unserer Vorhaben zu erhalten. In der Intuition liegt zudem die maßgebliche Quelle für Inspiration und Kreativität. Viele bahnbrechende Erfindungen haben wir der enormen Schaffenskraft von Menschen mit hoch entwickelten intuitiven Fähigkeiten zu verdanken.

Wenn du meinen 2017 erschienenen Anti-Aging-Ratgeber »Du wirst nicht älter, sondern besser« gelesen hast, erinnerst du dich vielleicht an das dort aufgeführte Zitat: »Jung bleibt, wer Körper, Geist und Seele nährt und in seinem Herzen das Feuer für große Taten der Zukunft behütet.« Ich bin in jenem Buch vor allem auf den Aspekt der »Ernährung« von Körper, Geist und Seele eingegangen und darauf, wie man innerhalb von acht Wochen eine auf Jugendlichkeit und Wachstum ausgerichtete mentale Einstellung entwickelt.

Nun möchte ich dir mit diesem Buch, basierend auf der Überlieferung von Meng, meinen Ansatz verraten, wie du mit energetischen Methoden über deine Intuition das »Feuer« in deinem Herzen schüren und ein Leben lang behüten kannst. Auf diese Weise wirst du – anstatt im Alter abzubauen – immer am Ball bleiben und dich in allen dir wichtigen Bereichen deines Lebens fortentwickeln und daraus tiefe Erfüllung erfahren. Das Älterwerden wird für dich ab sofort zu einem faszinierenden Vorgang.

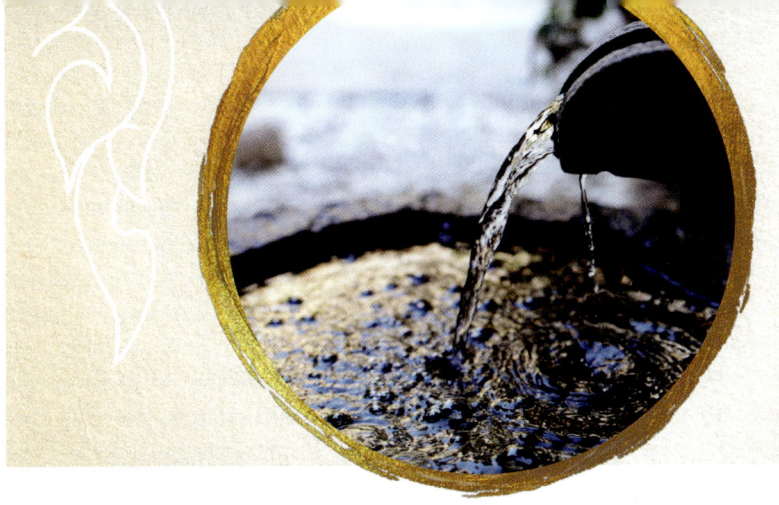

Wie du zu einer Quelle von Jugend und Attraktivität wirst

Kennst du das gängige Problem vieler Menschen, wenn bei ihnen der natürliche Alterungsprozess, spätestens ab dem 40. Lebensjahr, einsetzt?

Häufig sieht es wie folgt aus: Männer und Frauen stehen in diesem Alter normalerweise mitten im Berufsleben und haben eine mehr oder weniger interessante Aufgabe, die sie in unterschiedlichem Maße erfüllt. Sie sind verheiratet, häufig auch geschieden, und viele von ihnen haben Kinder im Teenager-Alter.
Nun deuten sich langsam die ersten altersbedingten Veränderungen an. Die körpereigene Hormonproduktion sinkt, worunter nicht nur Frauen leiden. Auch Männer nehmen in der Folge häufig depressive Verstimmung, Konzentrationsschwäche oder

Leistungsabfall wahr. Sie sehen auf einmal, wie jüngere Mitarbeiter auf der Karriereleiter an ihnen vorbeiziehen. Spätestens jetzt sollte mit Sport, Ernährung und energetischen Praktiken gegengesteuert werden, bevor dieser Prozess so richtig in Fahrt kommt.

Der Normalfall ist jedoch: Diese durch natürlichen Hormonabbau bereits angeschlagenen Mid-Ager beginnen, meist unbewusst durch abnehmende Lebensenergie und damit verbundener wachsender Trägheit, sich selbst zu vernachlässigen: Sie geben dann nicht mehr so sehr auf ihr Gewicht und ihr Äußeres acht – manche Verheiratete vielleicht, weil sie ja bereits »unter der Haube sind« und nicht mehr so wie einst mit physischer Attraktivität punkten müssen, um die Wunschpartnerin oder den Wunschpartner für sich zu gewinnen. Andere haben »keine Zeit« für Sport, da ihnen einfach noch nicht klar geworden ist, dass sie selbst die Nummer 1 auf ihrer täglichen To-do-Liste sein sollten. Sie ernähren sich zudem häufig einseitig oder fast ausschließlich von Fastfood, was oft unmittelbare Auswirkungen auf ihr Wohlbefinden zur Folge hat, wie etwa chronische Müdigkeit. Viele dieser Personen leben ihre Zeit – sich ihrer eigentlich großartigen Möglichkeiten nicht bewusst – nun so dahin, verstehen Gesundheit lediglich als Abwesenheit von Krankheit und warten auf ihren nächsten Urlaub, der endlich die längst überfällige Erholung und auch etwas Abwechslung in den Alltagstrott bringen soll. Die körperlichen Zipperlein häufen sich, und der Abbau nimmt bald spürbar seinen Lauf. Ebenso hat die Sexualkraft, hormonell und häufig zusätzlich psychisch bedingt, spürbar nachgelassen. »Wo ist die einstige Lust auf die Liebe geblieben? Vor wie vielen Jahren hat mir Sex eigentlich zuletzt so richtig Spaß gemacht, weil wir voller Leidenschaft waren und es bei uns beiden super geklappt hat?«, fragen sich diese Menschen vielleicht nachdenklich. Ach ja, das Gedächtnis lässt ebenfalls bereits nach!

Kurzum: Mit fünfzig haben jene Menschen, nennen wir sie die weit überwiegende »Gruppe A«, schon deutlich von ihrer einstigen Vitalität, die sie mit dreißig Jahren noch hatten, verloren. Diese liegt jetzt vielleicht noch bei sechzig Prozent von damals.

Kannst du dir vorstellen, wie es bei Gruppe A wohl im Alter von fünfundsiebzig aussieht? Ja, die Lebenskraft dieser Gemeinschaft dürfte dann im Durchschnitt noch bei ca. dreißig Prozent liegen. Krankheiten, Demenz und weitreichende soziale Abhängigkeiten sind dabei vorprogrammiert.

Nun überlege dir einmal, wie gewaltig wohl der Unterschied ausfallen dürfte, wenn wir eine weitere Anzahl von Personen, nennen wir sie »Gruppe B«, betrachten, die das Leben als permanenten Prozess der Weiterentwicklung erkannt haben und auf natürliche Weise jung, attraktiv und gesund bleiben wollen. Diese Gruppe hat bereits vor Jahren mit nachhaltigen Anti-Aging-Maßnahmen begonnen, die ihre Lebenskraft stärkten. Um Übergewicht und sexuelle Probleme zu vermeiden, wirken sie auf natürliche Weise dem Hormonabbau entgegen. Diese Personen werden mit fünfundsiebzig voraussichtlich noch eine durchschnittliche Vitalität von über achtzig Prozent haben. Jawohl, über achtzig Prozent! Damit dürfte diese Gemeinschaft logischerweise auch im höheren Alter eine entscheidend bessere Lebensqualität erwarten als die Mitglieder von Gruppe A mit nur noch dreißig Prozent ihrer einstigen Lebenskraft.

Hört sich das für dich unrealistisch an? Ist es nicht. Eine Vitalität von über achtzig Prozent ist auch im hohen Alter ohne Weiteres möglich. Die Realität ist nämlich, dass wir den überwiegenden Anteil des Alterungsprozesses selbst in der Hand haben. Älter werden ist zwar ein Naturgesetz, Verfall hingegen nicht.

Nun kommt natürlich die Frage: Zu welcher Gruppe möchtest du zukünftig gehören? Ich nehme an, dass du kein Interesse an einer so düsteren Vision hast, wie etwa, dich einmal mit Witwenbuckel und tief über den Stock gebückt oder an den Rollator geklammert zur Bushaltestelle schleppen zu müssen, oder?
Da du dieses Buch in Händen hältst, dürfte die Antwort ja auch klar sein. Ich werde dir auf Basis der Überlieferungen des Philosophen Meng einen einfach umsetzbaren und faszinierenden Weg aufzeigen, wie du dich zu der mit Bewusstheit gesegneten Gemeinschaft B gesellen und dich darin richtig wohlfühlen kannst.

Effektive Verjüngungsaktivitäten wirken bis auf Zellebene, so auch hier. Du wirst mit den nachfolgend aufgezeigten energetischen Praktiken deine durch zahlreiche äußere Einflüsse und störende Schwingungen geschwächten Körperzellen regenerieren und auf Gesundheit und Jugendlichkeit trimmen. Die gute Nachricht über deinen neuen Kurs auf immerwährende Jugend wird sich wie ein Lauffeuer bei jeder Zellteilung verbreiten. In der Folge werden dich bald über achtzig Billionen Körperzellen unterstützen.

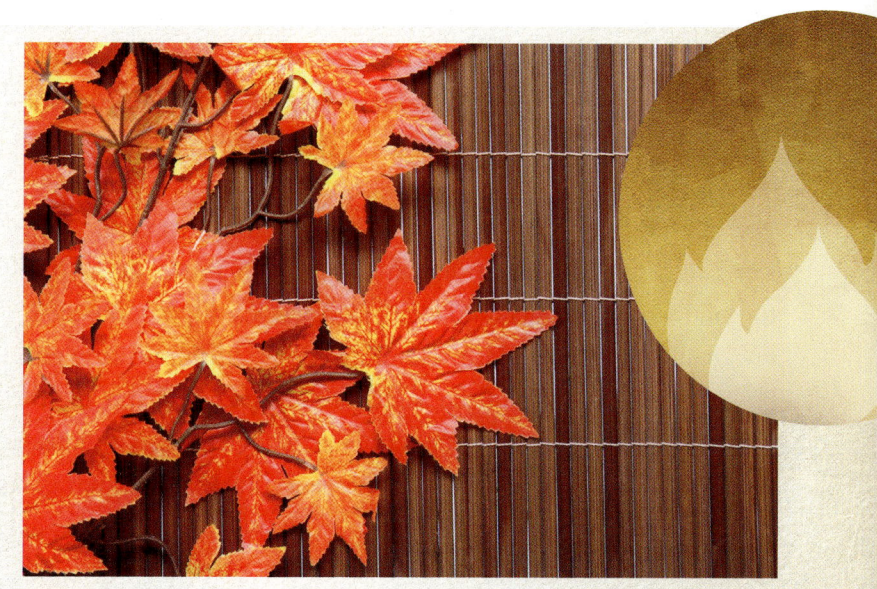

Stelle dir nur einmal kurz vor, wie du auch in den nächsten fünfundzwanzig bis vierzig Jahren ein glückliches Leben führst, voller neuer und spannender Erfahrungen. Dabei genießt du eine hervorragende Gesundheit, hast tolle Beziehungen und tust, was du möchtest und liebst. Körperlich lieben kannst du dann natürlich auch noch, mit deinem hohen Energiepegel vielleicht sogar besser als so mancher Jugendliche. Während andere über ihre Wehwehchen klagen, bist du weiterhin voller Leidenschaft für dein großartiges Dasein auf Erden. Ja, diese Person kannst du sein. Und mehr noch, du wirst von heute an sogar täglich etwas besser werden, weil du ab sofort dein jugendliches Feuer schüren und in dir bewahren wirst. Andere Menschen werden deine neue Leidenschaft und starke Energie spüren. Diese wird dich ein Leben lang vital halten und für andere Menschen interessant machen.

Wie du dein Feuer schürst, erfährst du gleich Schritt für Schritt. Der Schlüssel liegt grundsätzlich in der Aktivierung deiner Intuition, denn so steigerst du immens deine Kreativität, was dich ungeheuer anspornen wird. Wenn du deinen Ideenreichtum zur Befriedigung deiner tiefsten Bedürfnisse nutzt und ihn durch energetische Methoden noch vervielfachst, wirst du ein außerordentlich faszinierendes Leben in Jugend und Attraktivität genießen.

Eine hoch entwickelte intuitive Fähigkeit bietet dir neben neuer Leidenschaft für das Leben die folgenden wesentlichen Vorteile:

- Entwicklung höchster Kreativität
- permanente Anregungen für persönliches Wachstum (Fortwährendes Wachstum hält jung!)
- Vertrauen in deine ureigenen Impulse, anstatt diese zu unterdrücken
- Umsetzung deines Seelenplanes durch das Sammeln neuer Erfahrungen
- treffsichere Eingebungen zur Verwirklichung von Zielen aller Art
- blitzschnelle Warnung in Gefahrensituationen über den sechsten Sinn
- Wettbewerbsvorteile überall dort, wo Kreativität gefragt ist, zum Beispiel bei Jobs in innovativen Unternehmen
- Entwicklung überdurchschnittlicher Wahrnehmung
- stark verjüngende Wirkung auf den Geist
- Attraktivität, unter anderem durch Schlagfertigkeit und Witz
- Vitalität und Jugendlichkeit durch ein beständig hohes Energieniveau

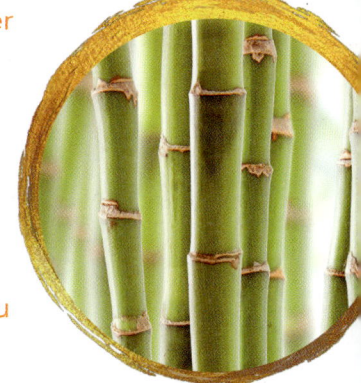

»Kreativität macht sexy« heißt es. Dies ist nicht nur ein Werbeslogan. Tatsächlich ist es so, dass sehr kreative Menschen als überdurchschnittlich attraktiv angesehen werden. Forscher haben bestätigt, dass in ihrem Aussehen benachteiligte oder bereits vom Alter gezeichnete Menschen ihre äußerliche Attraktivität durch Kreativität kompensieren können. Auch bei Arbeitgebern sind kreative Mitarbeiter besonders gefragt, da sie häufig wesentlich zur Innovationskraft eines Unternehmens beitragen. Kreativität hat zudem das neugierige, spielerische und nie enden wollende Forschen und Ausprobieren eines Kindes an sich. Vielleicht hört man deshalb des Öfteren den Ratschlag: »Wer jung bleiben möchte, sollte mit dem Spielen nie aufhören.«

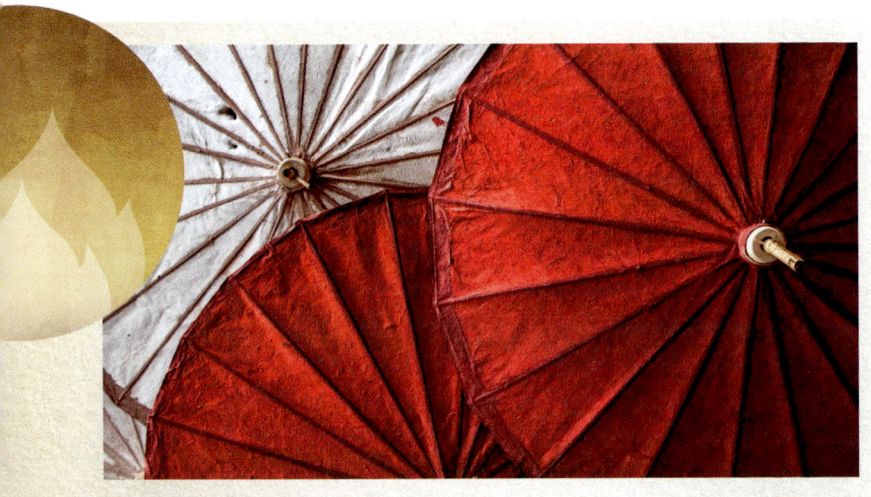

Die Entfaltung des gereiften Selbst

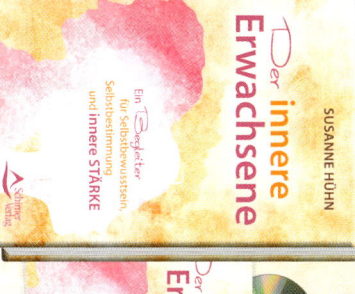

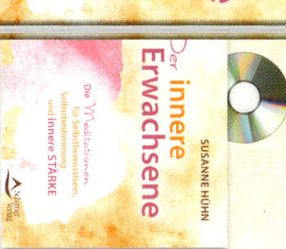

Erwachsen sein – das klingt für viele nicht gerade verlockend, sondern nach Vernunft, Kontrolle und Bausparvertrag. Sie wollen lieber innerlich ein Kind bleiben, unbeschwert und verspielt. Doch ein Kind kann das Leben mit all seinen Herausforderungen nicht allein meistern, sondern braucht eine Kraft, die Verantwortung übernimmt, es schützt und für es sorgen kann: den inneren Erwachsenen. Die Autorin Susanne Hühn bietet zahlreiche Übungen und Tipps an, mit denen Sie Ihr gereiftes Selbst entfalten können. Eine ideale Ergänzung zum Buch ist die zugehörige CD. Die einfühlsamen Meditationen sind liebevoll gesprochen und mit bezaubernder Musik unterlegt. Sie führen den Hörer in sein Innerstes, wo er seinem gereiften Selbst begegnet.

Für alle, die ihre kindliche Freude bewahren, aber die Verantwortung für ihr Glück selbst übernehmen wollen.

Susanne Hühn | Der innere Erwachsene
Ein Begleiter für Selbstbewusstsein, Selbstbestimmung und innere Stärke
144 Seiten, Flexobroschur, farbig
ISBN 978-3-8434-1358-9 | D € 16,95 | A € 17,50

Susanne Hühn | CD: Der innere Erwachsene
Die Meditationen für Selbstbewusstsein, Selbstbestimmung und innere Stärke
Digipak, 76 Minuten | ISBN 978-3-8434-8376-6 | € 17,95

Jetzt bestellen unter 06151-39183128 • oder gleich in Ihrer Buchhandlung kaufen • www.schirner.com

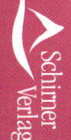

Schirner
Verlag

Alle Angaben werden vertraulich behandelt.
* Der Newsletter kann jederzeit abbestellt werden.

Name/Vorname:

Straße:

PLZ, Ort:

Telefon:

E-Mail:

Geburtsdatum:

Bitte senden Sie mir:

☐ weitere Informationen aus dem Schirner Verlag

☐ den Schirner Newsletter (nur als E-Mail*)

☐ das SPIRIT live & Schirner Magazin

Diese Karte entnahm ich dem Buch:

Würden Sie dieses Buch weiterempfehlen?

Vielen Dank!

Antwort

Schirner Verlag
Birkenweg 14a
D-64295 Darmstadt

Das Porto
übernehmen
wir für Sie!

Wer sehr kreativ ist, hat typischerweise ein hohes Niveau an Lebensenergie. Dieser energetische Level allein kann schon ein wahrer Jungbrunnen für unseren Körper sein. Umgekehrt können wir mit energetischen Übungen unsere Kreativität steigern und eine gesamtkörperliche Verjüngung einleiten. Intuition ist somit die Grundlage für Kreativität und ein maßgeblicher Schlüssel für mehr Attraktivität und bleibende Jugend.

Dieses Buch nutzt den energetischen Ansatz der universalen Lebenskraft Qi, um die innere intuitive Kraft effektiv zu stärken, die Kreativität zu potenzieren und dabei äußere Attraktivität zu kultivieren. Hierfür werden wir unser Energiesystem gezielt ansprechen sowie Basisübungen der Kampfkunst Taijiquan nutzen, die auch als hervorragende Methode zur Verjüngung bekannt ist.

Wenn du die hier vorgestellten Anregungen umsetzt, wirst du nicht nur eine beeindruckende Kreativität entwickeln, sondern mehr und mehr alle beschriebenen Vorteile und Potenziale erleben und in dein Leben integrieren. Du wirst für unsere Welt eine Quelle von Jugend und Attraktivität.

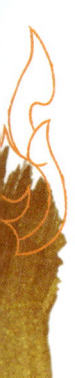

Der energetische Einfluss auf Intuition und Kreativität

Zu Beginn möchte ich dir noch etwas über meine eigene geistig-spirituelle Reise erzählen und darüber, was bei mir dazu geführt hat, diesem faszinierenden Weg der Intuition so große Bedeutung einzuräumen.

Seit vielen Jahren fasziniert mich die Frage, wie wir uns als menschliche Wesen optimal entwickeln und wachsen, und zwar auf allen Ebenen unseres Seins. Welche Möglichkeiten gibt es, um höchste Stufen unseres Geistes zu erlangen? Wie können wir dabei auch als Normalsterbliche ohne viele Stunden Meditation am Tag in Dimensionen aufbrechen, die uns wahrhaft erfolgreich und glücklich machen sowie uns ein langes, erfülltes Leben ermöglichen? Wie können wir überdurchschnittliche Kreativität entwickeln, die das Feuer in unseren Herzen aufrechterhält? Wie unser Leben bis ans Ende unserer Tage schöpferisch gestalten und vielleicht sogar selbst zu bahnbrechenden Neuerungen beitragen?

Mir ist schon früh klar geworden, dass uns eine überwiegend von rationalem Denken gesteuerte Lebensführung in einer zudem sehr materiell geprägten Welt nur einen ziemlich beschränkten Zugang zu unseren riesigen Möglichkeiten erlaubt. Eine solche

Lebensweise kann die entscheidenden Impulse und auch wahre Glückszustände wie Leichtigkeit, Freiheit des Geistes von Ängsten und Sorgen oder die pure Lust am Leben nicht oder nur bedingt hervorbringen.

Weitere wichtige Erkenntnisse durfte ich ab dem Zeitpunkt gewinnen, als ich 1993 begonnen habe, mit ausgewählten Praktiken an meinem feinstofflichen Energiesystem zu arbeiten. Mittlerweile praktiziere ich seit über fünfzehn Jahren Qi Gong, und bereits ebenso lange studiere ich die chinesische Kampfkunst Taijiquan und konnte dank erstklassiger Lehrer schon viel lernen. So etwa, was es heißt, das körpereigene Qi zu aktivieren, zu steigern, es zu führen und ganzheitlich mit ihm zu arbeiten. Dieses Verständnis entwickelt man über die permanente Durchführung spezieller Übungen, die es einem ermöglichen, den Energiefluss zunehmend wahrzunehmen und ihn innerhalb des Körpers und Geistes gezielt anregen sowie lenken zu können. Das Qi kann dann im Taijiquan etwa für Techniken der Selbstverteidigung genutzt werden oder aber auch im täglichen Leben für persönliches Wachstum und die Entwicklung innerer Stärke. Meine heutige Überzeugung ist, dass in der umfassenden Kenntnis und gezielten Anwendung energetischer Praktiken das Geheimnis für ganzheitliche Entwicklung, Erfüllung und Vitalität bis ins hohe Alter liegt.

Das Wassermann-Zeitalter gilt als geistige Wendezeit für die Gesellschaft und auch für uns als Individuen. Wir nehmen dies heute am schnellen Wandel in unserer Gesellschaft und unserem Bewusstsein wahr. Normen und Werte ändern sich, und autoritäre Strukturen brechen zusammen, wie dies besonders gut in der Politik ersichtlich ist. Auf individueller Ebene begreift eine noch kleine, aber rasch wachsende Minderheit von Menschen, dass hinter den Umständen und Formen in der Außenwelt mit all ihren Reizen aber auch Problemen noch mehr steht: etwas, was sie losgelöst davon wahrhaft glücklich macht, sobald sie diese Einsicht bewusst in ihr Leben lassen und sich nach ihr ausrichten. Es ist ihr spirituelles Erwachen, das sie erstmals die von den vergänglichen Umständen und Formen unabhängige Freude an ihrem Dasein tief greifend erleben lässt und den entscheidenden Sprung in ihrer persönlichen Entwicklung auslöst. Unter esoterischen Gesichtspunkten ist für diese historische Evolution das Sternbild des Wassermanns verantwortlich, da es geistige Impulse an uns Menschen sendet. Seit Beginn des Wassermann-Zeitalters um die Mitte des 20. Jahrhunderts werden sich durch diese Impulse immer mehr Menschen der uns umgebenden energetischen, feinstofflichen Wirklichkeit bewusst. Mit ihr ist Materie definiert, die feiner und beweglicher ist und eine höhere energetische Schwingung aufweist als die grobstoffliche Materie, aus der die sichtbaren Körper bestehen. Im Zuge dieses Bewusstwerdungsprozesses verstehen wir unser körpereigenes Energiesystem bereits besser, werden uns aber nur allmählich klar darüber, welche wunderbaren Möglichkeiten es uns im Sinne unserer intuitiven Kraft, Heilung und unseres persönlichen Wachstums bietet.

Unser Energiesystem besteht aus unseren Energiefeldern (Chakras) und den Energieleitbahnen (Meridianen), durch die unser Qi fließt. In der Akupunktur wird dieses Wissen schon lange genutzt, indem durch gezielte Nadelstiche an bestimmten Körperstellen, den Akupunktur-Punkten, energetische Blockaden aufgelöst werden, die den Qi-Fluss behindern. Energetische Blockaden oder auch Energiemangel in bestimmten Körperregionen können zu Krankheiten führen. Von zusätzlicher Bedeutung ist das Gefüge der Energiekörper. Es besteht aus unserem physischen Körper und den ihn durchdringenden, nicht sichtbaren feinstofflichen Anteilen unseres Selbst, den vier weiteren Energiekörpern, die mit der feinstofflichen Welt kommunizieren. In Kapitel 2 gehen wir auf dieses Energiekörpersystem genau ein.

Dr. William Tiller, Physiker und angesehener Forscher an der Stanford University, entwickelte ein feinstoffliches Energiemodell, das aufzeigt, dass Kommunikation auf der rein physischen, also körperlichen Ebene, über unsere fünf Sinne stattfindet. Wollen wir jedoch Zugang zu den feinstofflichen Bereichen bekommen, müssen wir unseren sechsten Sinn, unsere Intuition nutzen. Diese wiederum können wir aktivieren, indem wir mit den feinstofflichen Energiekörpern arbeiten. Sie wirken dann wie spirituelle Antennen, die in der Folge aus den Ebenen höchster Intelligenz Signale aufnehmen und uns diese auf physischer Ebene als Eingebung wahrnehmen lassen.

Durch das regelmäßige Praktizieren entsprechender Qi-Übungen und die direkte Ansprache meines Energiekörpersystems mache ich genau diese Erfahrung. Dabei merke ich, dass während ihrer Durchführung oder auch in Alltagssituationen zunehmend kreative Impulse und Ideen aus meinem Inneren in mein Bewusstsein strömen. Manchmal sprudeln diese Eingebungen regelrecht. Wenn sie sich dem Empfinden meines Herzens nach gut anfühlen und mir Befriedigung schenken oder meinen Zielen dienen, versuche ich, sie zeitnah umzusetzen. Die Ergebnisse hieraus sind häufig erstaunlich und manchmal geradezu phänomenal. Mir ist daher längst klar, dass solch eine kreative Anregung von höchster Weisheit getragen sein muss.

Man erkennt einen intuitiven Gedankenblitz in der Regel daran, dass er zunächst als spontaner Impuls oder als Bauchgefühl auftritt, und, wenn man an seine vorgeschlagene Handlung denkt, diese typischerweise von einem beglückenden Gefühl auch im Herzen begleitet ist. Jetzt, da Bauch- und Herzgefühl Ja sagen, heißt es, nicht lange zu warten, sondern einfach danach zu handeln, auch wenn der Verstand noch Zweifel hat oder Einspruch erhebt. Das Leben gestaltet sich in der Folge immer freundlicher, und die Lust auf weitere Impulse für die Erreichung von Zielen, neuen kreativen Projekten oder die Weiterentwicklung persönlicher Fertigkeiten wächst. Gleichzeitig verspürt man ein neues Gefühl der Leichtigkeit, da das Vertrauen in diese Intelligenz stetig zunimmt und man feststellt, dass sich frühere, häufig mühsame und Denkarbeit erfordernde Situationen oder Umstände plötzlich mühelos und optimal regeln.

Es gibt zahlreiche beeindruckende Erfahrungsberichte von Menschen, die durch das Vertrauen in ihre Intuition wunderbare Fortschritte in ihrer persönlichen Entwicklung und sagenhafte Erfolge aller Art verzeichnen konnten – das geht bis hin zu wertvollen Erfindungen für die Menschheit. Aus diesen nützlichen Erkenntnissen und meiner persönlichen Erfahrung ist das vorliegende Buch entstanden.

Ich bezeichne die hier beschriebene energetische Arbeit auch als »Qi-Methode«, weil ich die Wurzel dieser Energielehre in China sehe. Ich widme mich ihr selbst seit Jahrzehnten und nutze sie für meine Entwicklung. Durch das Wissen um die Qi-Methode, mit der wir unsere Lebensenergie in Verbindung mit unserem machtvollen Energiekörpersystem nutzen können, wird es möglich, wertvolle Eingebungen und kreative Impulse aus unserem Inneren heraus bewusst anzuregen. Diese können wir dann für zahlreiche Zwecke verwenden, insbesondere auch, um Ziele aller Art zu erreichen, persönlich zu wachsen und jung zu bleiben. Wir werden immer öfter und deutlicher dieses feine und wohltuende Gefühl wahrnehmen, das uns spüren lässt, dass alles richtig ist. Dieses Gefühl verbindet uns mit dem wahren Leben, weil es im Gegensatz zu unserem Denken weiß, was für uns wirklich gut ist, was uns langfristig glücklich macht und das Feuer in unserem Herzen behütet.

Leider haben die meisten Menschen im Laufe ihres Lebens den Zugang zu ihrer angeborenen Intuition verloren. Das Nichtwahrnehmen dieser ureigenen, wesentlichen Intelligenz, von Albert Einstein als »göttliches Geschenk« bezeichnet, gleicht einem Schlaf. Unbewusst unterdrücken diese Menschen ihre wahren Bedürfnisse und entscheiden und handeln lieber mit den beschränkten, oft anstrengenden und manipulierbaren Möglichkeiten rationalen Denkens.

Jeder Mensch kann sich jedoch dieser ursprünglichen Weisheit der Intuition wieder öffnen und von ihr enorm profitieren. Was für deinen Verstand bislang vielleicht sehr mühsam und mit Energie verzehrender Denkarbeit verbunden gewesen wäre, wird dir schon bald mit Leichtigkeit von der Hand gehen, und du wirst einen Kreativitätsschub erfahren.

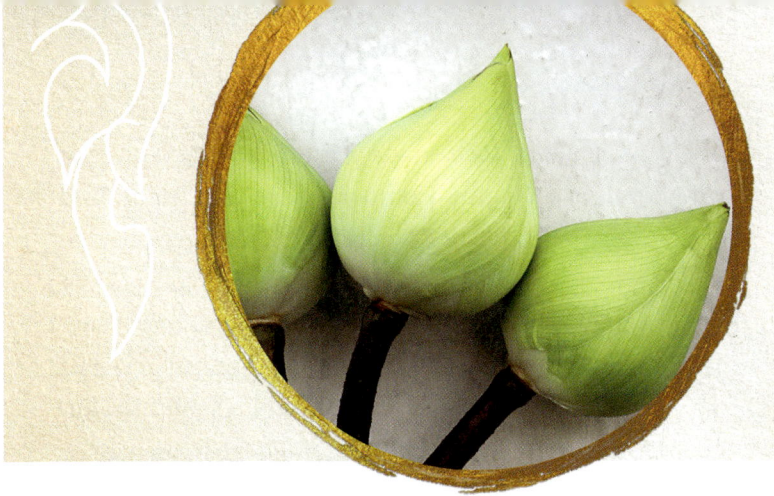

Stelle dir nur einmal vor, wie es sich anfühlen würde, wenn du einen tollen Job haben möchtest und die Personaler in deiner Bewerbung mit einer noch nie da gewesenen Idee überzeugst. Zwei Monate später stellt dich dein neuer, sympathischer Chef deinen netten Kollegen vor. Oder wenn du auf Partnersuche bist, und deine Eingebung führt dich zur richtigen Veranstaltung, auf der du deinen Traumpartner kennenlernst? Natürlich funkt es bei euch auf besondere Weise, da unter anderem deine hohe Kreativität über deine starke Ausstrahlung spürbar ist. Ich kenne solch einen Fall. Du lebst dann zunehmend deine wahren Bedürfnisse und Impulse aus deinem Inneren über deine Kreativität und Tatkraft im Äußeren aus. Du spürst die permanente Leidenschaft in deinem Herzen. Das Leben nach deiner Intuition wird für deine Seele immer mehr zur faszinierenden »Spielwiese«, und du nutzt den »goldenen Schlüssel« zur Glückseligkeit, wie es der indische Yoga-Lehrer und weise Meister Swami Sivananda ausdrückte.

Zuletzt noch ein paar Worte zu den wichtigen Anti-Aging-Komponenten Wachstum und persönliche Entwicklung. Diese entscheiden über den Grad deiner Jugendlichkeit. Dein Körper und dein Geist wollen nämlich täglich von dir wissen, ob du dich für weiteres Wachstum oder vorzeitigen Abbau entscheidest. Du solltest daher beiden Bestandteilen deines Selbst hierfür jeden Tag mehr Signale des Wachstums geben, zum Beispiel über körperliches Training oder kreative Projekte, als Signale des Abbaus, etwa durch Stress.

Deine neue Kreativität wird dir fortan helfen, dein Selbst mit Wachstumssignalen zu fluten. Gleichzeitig lernst du tief greifend dein Energiesystem und die Funktionsweise des Qi kennen, mit dem du in der Lage sein wirst, deine Schwingungsfrequenz zu erhöhen. Genau hierin liegt ein wichtiger Schlüssel, den immer mehr Menschen im Rahmen von Heilungsprozessen bis in die Körperzellen, aber natürlich auch für den Erhalt ihrer jugendlichen Vitalität und ihrer Attraktivität entdecken und nutzen.

Nun wollen wir beginnen, und ich möchte dir eine erste Vorstellung davon vermitteln, wie es sich anfühlt, weise Botschaften aus dem Inneren zu erhalten. Mache hierfür zum Einstieg die erste kurze Übung:

Übung: Visualisiere deinen Wunsch

Schließe die Augen, und visualisiere deinen aktuell größten Wunsch. Erkennst du deine riesige Leidenschaft und wie du diese ab sofort umsetzt und deine nächsten fünfundzwanzig bis vierzig Jahre bei bester Gesundheit mit tollen Aktivitäten genießt? Spüre deine Motivation für dein Ziel und wie glücklich du bist, wenn du es erreicht hast, oder auch wie erfüllend dein neuer Lebensweg ist. Visualisiere, wie du dich in geistiger Jugend und körperlicher Vitalität voll entfaltest und du dein Leben mit deinen Liebsten in dem von dir gewünschten Ausmaß verbringst und genießt.

Nun stelle dir vor, wie deine innere Stimme zu dir sagt: »Jetzt erhältst du, was du dir so sehr wünschst«, und wie sie dir für die Erfüllung deines Wunsches mehrere Eingebungen in Form von Bildern, Gedanken und Impulsen zukommen lässt. Sie fühlen sich gut an, und du beginnst, einige aufzuschreiben und andere direkt in den nächsten Tagen umzusetzen. Schon bald bekommst du durch entsprechende Erfolgsmomente die Bestätigung, dass du mit der Erfüllung dieses Wunsches auf dem richtigen Weg bist, und du bist glücklich über diese Entwicklung. Wie fühlt sich das an?

Diese wertvollen Eingebungen sprudeln nun auch in Bezug auf die Befriedigung weiterer Bedürfnisse, die du gegenwärtig hast. Welches davon ist das aktuell dringendste für dich? Vielleicht ein Wunsch, der dein Hobby betrifft? Versuche, dessen Erfüllung ebenfalls zu fühlen, und stelle dir vor, wie du hierfür Anregungen aus deinem Inneren erhältst. Auf einmal verzeichnest du genauso in anderen dir wichtigen Lebensbereichen, wie etwa deinem Lieblingshobby, zunehmenden Erfolg, und du verbuchst einen Glücksmoment nach dem anderen. Du bist auf Wachstumskurs und findest die Intelligenz und neue Leichtigkeit, die du dabei an den Tag legst, unglaublich faszinierend. Bestätigt durch deinen neuen Weg des »Älter- und Besserwerdens« und mit wachsender Lebensenergie verspürst du tief greifende Erfüllung.

Nun beende bewusst diese Übung.

Wie haben dir diese Vorstellungen und dein Empfinden dabei gefallen? Möchtest du, dass dies für dich bald Realität wird? Was könntest du dann in deinem Leben alles mit viel mehr Leichtigkeit und Vergnügen erreichen?! Eine Wunschvorstellung? Nein, denn ich verrate dir in diesem Buch die wichtigsten Grundsätze.

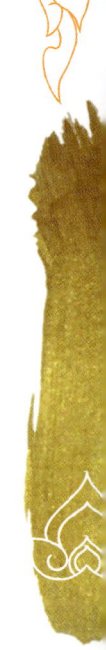

Ein paar grundlegende Anregungen und Hinweise

Bevor wir beginnen, lies bitte die folgenden wesentlichen Anregungen und Informationen. Auch wenn sie dir zum Teil schon bekannt sein sollten, möchte ich dir empfehlen, dir diese Zeilen zu Herzen zu nehmen. Denke daran: Dies kann für dich der Beginn eines langen, vitalen und glücklichen Lebens sein, wenn du bereit bist, die Anregungen dieses und der folgenden Kapitel bestmöglich umzusetzen. Dafür musst du aber auch deinem rationalen und abwägenden Verstand einmal eine Pause anordnen, dich öffnen und bereit sein, neues, anfangs vielleicht ungewohntes »Terrain« zu betreten. Du kannst zu einem späteren Zeitpunkt ja immer noch bewerten, wie sehr dir das Gelesene geholfen hat.

Nimm dir jetzt gleich vor, ab sofort alles, was dir bisher mühsam erschien, fließen zu lassen. Damit meine ich: Folge dem Lebensfluss, gib dich ihm aktiv hin, und bringe ihm keinen unnötigen Widerstand entgegen. »Hingabe« bedeutet nicht »Aufgabe«, im Sinne von »Alles ist mir egal«, sondern die bewusste Entscheidung, das Energie zehrende, häufig vom Ego getriebene »Kämpfen für etwas« einzustellen und es stattdessen der höheren Intelligenz zu ermöglichen, die Dinge für dich zu ordnen. Setze deinen Kopf nur noch bis zu dem Punkt ein, wo ein Denkprozess mühelos erfolgt, tue dann das Nächstliegende, und warte einfach ab, und sieh, wie sich die Dinge von selbst klären. Sei gewiss, sie werden sich für dich optimal regeln, sobald du deiner wahren inneren Intelligenz neuen Raum gibst. Dieser wird umso bedeutender, je höher der Pegel deiner Lebensenergie, deines Qi ist.

Nun will ich noch erklären, wie du deinen sechsten Sinn auf deine Ziele ausrichten und verlässlich auf deinen Bauch hören kannst, um diese zu erreichen, und wie sich die Sprache deiner Intuition und deines Herzens von der Sprache deines Verstandes unterscheiden. Hierfür musst du dein Bewusstsein schärfen. Dafür sind zwei Schritte nötig:

1. Gehe einmal in dich, und überlege für alle dir wichtigen Lebensbereiche, wo du heute stehst und wohin du möchtest. Wenn du noch jung bist, hast du bereits früh die Chance, dein Leben richtig auszurichten und das zu verwirklichen, was du von Herzen tun und erreichen möchtest. Aber auch wenn du im mittleren oder fortgeschrittenen Alter bist, kannst du ab sofort etwas Großartiges aus deinen weiteren Lebensjahren machen.

2. Wenn du eine klare, gefestigte Vorstellung davon hast, was du möchtest, »leere« immer wieder bewusst deinen Kopf, um deine inneren Impulse besser wahrnehmen zu können. Dies kannst du beispielsweise durch einen Spaziergang im Wald oder natürlich auch bei sportlichen Aktivitäten tun. Gleichzeitig solltest du versuchen, immer stärker nach deinem Gefühl zu leben.

Woran erkennst du grundsätzlich die Sprache des Verstandes? Dein Verstand dominiert dich dann, wenn du etwas oder jemanden bewertest, beurteilst oder Dinge vergleichst. Entsteht aus diesen Vorgängen heraus ein Gefühl, kannst du davon ausgehen, dass es von deinem Verstand hervorgerufen wurde und nicht deinem Bauch entsprungen ist. Dieses Gefühl hat seine Form aus bewertenden, beurteilenden oder vergleichenden Gedanken heraus erhalten und sollte mit großer Vorsicht betrachtet werden.

Das der Intuition entspringende Gefühl der Stimmigkeit, nach dem du zunehmend leben solltest, ist jedoch formlos und entsteht ganz spontan. Meistens taucht es auf, wenn du dich gerade entspannst, so etwa, wenn du in deinem Strandurlaub bequem im Sand liegst, oder auch, wenn du Sport machst und deine Aufmerksamkeit nicht auf deinen Kopf, sondern ganz auf deinen Körper richtest. Du erkennst es daran, dass es sich insbesondere in deinem Herzen gut anfühlt, dass es sanft und auf eine liebevolle Weise zu dir spricht und dich manchmal sogar förmlich darum bittet, doch endlich wahrgenommen zu werden. Du kannst es mit Worten zwar kaum beschreiben, es zeigt dir jedoch den harmonischen und sicheren Weg für ganzheitliches Wachstum und Erfüllung. Du wirst mit ihm beständig die Bestätigung haben, dass du zur richtigen Zeit die richtigen Dinge tust.

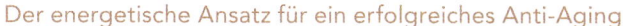

Höre immer stärker auf dein Inneres, schaue in dich hinein, und versuche, dieses Gefühl der Stimmigkeit zu entdecken und zu kultivieren. Dies erreichst du unter anderem, wenn du dich beim Auftreten eines solchen Impulses für ihn bedankst.

Schreibe deine Ideen nach Möglichkeit auf, egal, ob sie in Form eines Bildes, einer inneren Stimme oder als Gedanke in dein Bewusstsein gelangen. Hierfür werden wir in Kapitel 3 deinen Ideenspeicher anlegen, den du für alle wichtigen Entscheidungen nutzen wirst.

Persönliches Wachstum und die damit verbundene Steigerung persönlicher Freiheit können also auf leichte Weise erfolgen. Du musst nur dein Bewusstsein dafür schärfen, was du im Leben wirklich willst. Erkenne dann die zunehmend aus deinem Bauch kommenden Gefühle der Stimmigkeit, und setze nach Abgleich mit der Stimme deines Herzens die kreativen Impulse aus deiner Mitte direkt um, oder schreibe sie auf. Dann verbindest du dich über deine Intuition und dein Herz mit dem wahren Leben. Der Lohn deines Vertrauens ist mehr Freiheit, Erfolg und ein spannendes Leben in bleibender Frische, selbst im hohen Alter.

Die Bedeutung der Stärke und Regulation deines Qi-Flusses

Welche Bedeutung hat nun deine Lebensenergie, wenn du deine intuitiven Fähigkeiten aktivieren und entwickeln möchtest? Ich möchte sagen: die entscheidende! Daher liegt ein Fokus dieses Buches auch auf wirkungsvollen Methoden zur Steigerung deiner Lebensenergie. Die energetische Aktivierung der Intuition erfolgt, indem man den eingangs erwähnten Ansatz und die Erkenntnisse von Dr. William Tiller nutzt und lernt, gezielt mit dem eigenen feinstofflichen Energiekörpersystem zu arbeiten. Die Effektivität wird dabei durch eine Anhebung des Qi-Flusses noch wesentlich gesteigert.

Wenn du dich schon mit spirituellen und energetischen Methoden beschäftigt hast, kennst du vielleicht den folgenden allgemeinen Ratschlag: Versuche, deinen Körper stets in einem hohen energetischen Zustand zu halten, und baue ein positives Energiefeld um dich herum auf. Deine hohe positive Schwingung zieht wiederum alles Positive an, was zu deinem Lebensglück beiträgt, schützt dich vor negativen Einflüssen und hält dich jung. Niedrige Schwingung hingegen führt tendenziell eher zu Misserfolgen, Stagnation, Krankheiten und vorzeitiger Alterung.
Diese Empfehlung ist im Grundsatz absolut richtig. Für unsere Zwecke ist ein starker energetischer Fluss sehr wichtig: zum

einen, um effektiv mit unserem Energiekörpersystem zur Verbesserung unserer intuitiven Fähigkeiten zu arbeiten, zum anderen, um das Qi für unsere innerliche und äußerliche Verjüngung nutzen zu können. Ein Aspekt sollte dabei jedoch ebenso berücksichtigt werden: Alle unsere Bestrebungen sowie unsere Gesundheit hängen auch von der Regulation unseres Qi-Flusses sowie dem Gleichgewicht zwischen den gegensätzlichen Kräften Yin und Yang ab. So sollten übertrieben aufgeladene Regionen vom Qi gelöst und unterversorgte Gebiete mit Qi angereichert werden.

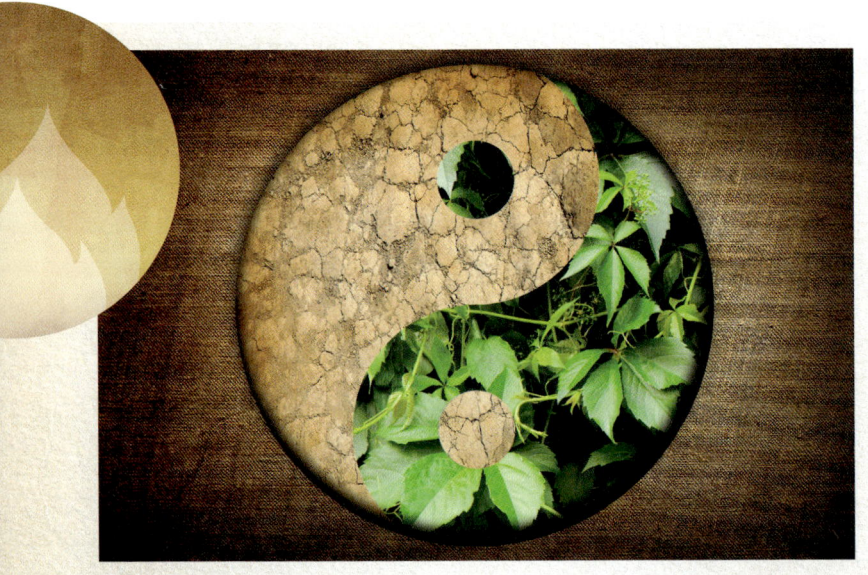

Dieses Gleichgewicht der Qi-Dynamik bewirkt den Ausgleich von Gegensätzen. Sind Yin und Yang im Gleichgewicht, können wir unsere Ziele optimal erreichen, und Körper und Geist bleiben gesund und jung.

Ein einfaches Beispiel: Wenn du zwei Stunden konzentrierte Kopfarbeit leistest, merkst du häufig, wie dein Kopf fast schon »anschwillt«. Dein Qi ist dann hauptsächlich im Kopf. Dafür hast du möglicherweise kalte Hände. Hier fehlt dir Energie. Du kannst diese unterversorgte Region ausgleichen, indem du beispielsweise für zwanzig Minuten an die frische Luft gehst und dich bewegst. Danach wirst du mit hoher Wahrscheinlichkeit feststellen, dass du nun wieder leistungsfähiger und kreativer bist, da du dein energetisches Gleichgewicht wiederhergestellt hast. Ich persönlich mache die Erfahrung, dass mir nach einem kurzen Lauf neue wertvolle Ideen in den Sinn kommen, noch bevor ich mit meiner Arbeit fortfahre.

Nicht nur die Traditionelle Chinesische Medizin, sondern auch unsere Alltagserfahrungen zeigen, wie wichtig die Regulation des Qi-Flusses ist. Wir werden diesen Grundsatz, der häufig vernachlässigt wird, in dem hier aufgezeigten Programm stets berücksichtigen.

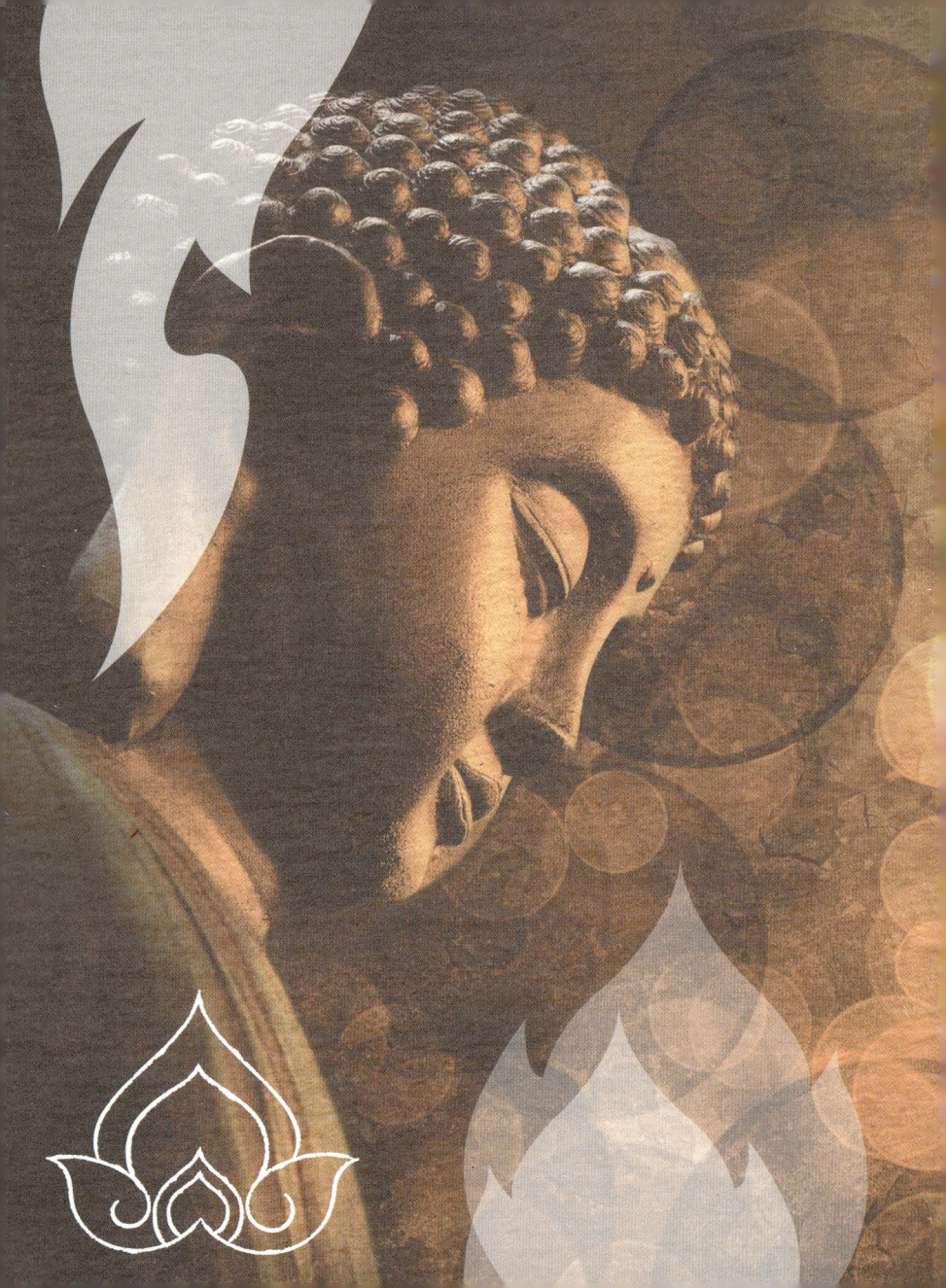

Der Schlüssel, um dein Feuer zu schüren: die Aktivierung deiner Intuition

Nach dieser theoretischen Einführung in die Grundlagen bist du gut gerüstet und kannst mit dem praktischen Teil dieses Buches loslegen.

Da es im Rahmen dieses Anti-Aging-Ansatzes ja dein Bestreben ist, deine innere Weisheit zu aktivieren, empfehle ich dir, bereits mit dieser Anleitung entsprechend intuitiv umzugehen. Ich biete dir daher an manchen Stellen bewusst mehrere Handlungsoptionen an, etwa bei der Bewusstmachung deiner Wünsche oder den allgemeinen Methoden zur Aktivierung deiner Intuition. Gehe mit diesen Möglichkeiten um, wie es dir dein Bauch spontan vorschlägt bzw. dir Freude bereitet.

Generell gilt: Führe alle nachfolgenden Schritte ganz entspannt und in einem Tempo durch, das dir zusagt und dir ab sofort das stetige Gefühl vermittelt, dass du deine neue Fähigkeit entwickelst. Versuche zumindest in den ersten zwei Wochen, täglich etwas von diesen Anregungen umzusetzen. So wirst du mit Freude dabeibleiben, bald Ergebnisse sehen und zunehmende Erfüllung daraus erfahren.

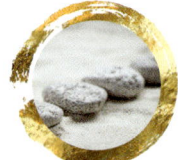

Dein persönlicher Lebensplan

Fangen wir an. Was hat für dich eine sofortige inspirierende Wirkung? Vielleicht ein Song aus deinen besten Zeiten, als du voller Power und Durst nach großen Taten warst? Dann höre ihn dir jetzt an. Oder wirkt bei dir noch besser eine Tasse Kaffee oder grüner Tee? Dann gönne dir diese jetzt noch vorab, wenn sie dich anregt und dir hilft, einen besonders klaren Kopf zu bekommen. Für die nächsten Aufgaben benötigst du nämlich noch verstärkt deinen Verstand und deine grobstofflichen Sinne, bevor du dann zunehmend auf spiritueller Ebene tätig wirst.

Führe nun den ersten Schritt durch. Dieser ist entscheidend für alles Weitere. Er beinhaltet, zielführende Impulse aus deinem Inneren in dein Bewusstsein treten zu lassen, um sie dann auch als solche zu erkennen und umsetzen zu können. Dies erreichst du, indem du in dich gehst und dir als erstes deinen persönlichen Lebensplan und deine dazugehörigen Absichten bewusst machst.

Lege dir dazu ein Notizbuch an, ein hübsches kleines Büchlein oder verwende dein Notebook oder Smartphone. Allein deine Aufzeichnungen werden eine Menge neue Lebensenergie in dir entwickeln und freisetzen.

Gehe nun tief in dich, und überlege dir anhand deiner Talente und Vorlieben, wie dein persönlicher Lebensplan aussehen könnte und was du in den nächsten fünf Jahren und darüber hinaus in deinem Leben alles unternehmen und erreichen willst. Welche deiner Gedanken, Ideen oder Pläne vermitteln dir schon bei deren Niederschrift ein aufregendes oder beglückendes Gefühl?

Wenn du noch kein klares Bild davon hast, ist das kein Problem. Nutze einfach eine der beiden nachfolgend vorgeschlagenen Vorgehensweisen. Zudem steht es dir frei, jederzeit an der Niederschrift deiner Vision zu feilen, d. h. diese anzupassen oder zu ergänzen. Schreibe jetzt einfach darauf los, und genieße das Gefühl, dass du einmal dreißig bis sechzig Minuten nur für dich da bist und deine größten Wünsche und Lebensziele formulierst.

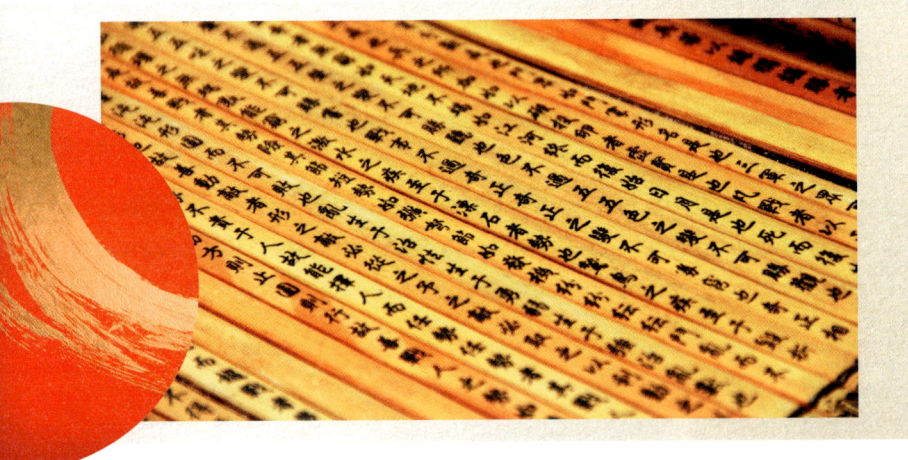

Lies noch rasch die beiden Vorgehensweisen durch, und setze die Variante um, die dir intuitiv näherliegt:

Vorgehen 1:

Wenn du es einfach haben möchtest, schreite wie folgt zur Tat: Überlege dir, was dir grundsätzlich und auch aktuell in deinem Leben wichtig ist. Möchtest du eine bestimmte Sehnsucht befriedigen (welche?), in einem besonderen Bereich Erfüllung finden (in welchem?), mehr Entspannung erreichen (wodurch?) oder deine Kreativität entfalten (durch welche Kunst?)? Welche Talente und Vorlieben sind es, die dich beflügeln und über die du mit besonderer Freude nachdenkst oder sprichst?

Denke nun anhand der Ergebnisse aus dieser Überlegung darüber nach, was der Sinn bzw. deine persönliche Bestimmung in deinem Leben sein könnte. Spüre dazu in dich hinein. Was glaubst du, ist deine Aufgabe in deinem aktuellen Dasein auf Erden? Stelle dir bei dieser Überlegung nicht vor, wie du in den Augen anderer sein oder welche Erwartungen du erfüllen sollst, sondern notiere, wie du dich selbst siehst, was du bewirken willst und dir von ganzem Herzen wünschst.

Siehst du es beispielsweise als deinen Auftrag an, in einer Welt, in der unser Organismus immer häufiger negativen Umwelteinflüssen und störenden Schwingungen ausgesetzt ist, den Menschen dabei zu helfen, ihren Körper und ihr Zellsystem auf natürliche Weise gesund zu erhalten? Wie fühlt sich diese Vorstellung für dich an? Je positiver dein Gefühl ist, desto wahrscheinlicher ist diese Aufgabe ein tragender Bestandteil deines Lebensplanes.

Schreibe frei heraus, was dir in den Sinn kommt. Überlege dabei:

- »Welche Möglichkeiten und Aktivitäten ergeben sich aus meiner Bestimmung?«
- »Wie kann oder will ich Nutzen bieten?«
- »Welche Wünsche und Ziele habe ich dabei auch hinsichtlich meiner persönlichen Entwicklung?«
- Berücksichtige auch: »Welche weiteren Bedürfnisse will ich grundsätzlich befriedigen, auch wenn sie nicht direkt mit meinem Lebensauftrag zusammenhängen?«

Versuche nun, alle wesentlichen Gedanken, unabhängig davon, ob sie direkt deinen Lebensauftrag betreffen oder nicht, in möglichst kurzen Sätzen zusammenzufassen. Aus der Überlegung »Energetische Heilmethoden finde ich sehr interessant, und ich befasse mich schon lange damit. Ich möchte mich gerne in diesem Bereich selbstständig machen und vielen Menschen helfen.« könntest du beispielsweise die Absicht formulieren: »Mit Energieheilung helfen und beruflich erfolgreich sein.«

Bist du mit deinen ersten Aufzeichnungen fertig? Prima, dann hebe nun mit einem Textmarker die zusammengefassten Absichten hervor, und schreibe zusätzlich den Lebensbereich darüber, den deine jeweilige Absicht betrifft. Im vorherigen Beispiel wäre dies der Lebensbereich »Beruf«.

Vorgehen 2:

Willst du etwas systematischer und ausführlicher vorgehen, bietet sich folgende Durchführung an, die ich persönlich bevorzuge, auch wenn sie etwas mehr Zeit benötigt:
Reflektiere nach Lebensbereichen. Die wichtigsten Bereiche, in denen wir unsere Bedürfnisse befriedigen können und die stets ausreichend und in einem gesunden Verhältnis berücksichtigt werden sollten, sind: Liebe und Partnerschaft, Beruf, Freundeskreis und soziale Beziehungen, persönliche Entwicklung, Gesundheit und Fitness, Finanzen. Du kannst deinen Lebensplan durch die gezielte Reflexion dieser Bereiche unter Umständen noch klarer und vollständiger erkennen.

Überlege nun: Welche der eben genannten Bereiche sind dir aus heutiger Sicht besonders wichtig, vielleicht, weil du dort im Rückstand bist oder große Ziele hast? Sind es vielleicht dein Beruf, deine Partnerschaft oder vor allem deine emotionale Gesundheit und dein Aussehen? Schreibe diese auf.

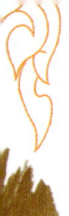

Notiere dir nun für jeden dieser Lebensbereiche alle deine Wünsche und Ziele, so, wie sie dir aktuell in den Sinn kommen und auch wirklich am Herz liegen. Mit »am Herz liegen« meine ich, dass du bereit bist, wirklich etwas dafür zu tun. Führe dir im Anschluss an deine Niederschrift deine Ziele nochmals vor Augen, und fühle mit deinem ganzen Wesen, wie sie dich motivieren, alles dir Mögliche für ihre Erreichung zu tun.

Wichtig ist dabei: Formuliere ein Ziel stets positiv und so, als ob du es schon erreicht hättest. Spüre dies. Schreibe also für ein Ziel, das dein Aussehen betrifft, nicht etwa: »Ich will meinen Körper nicht mehr vernachlässigen.« Frage dich stattdessen: »Wie werde ich mich mit einem schönen und gesunden Körper fühlen?« Beschreibe dieses Gefühl möglichst konkret, und fasse es dann in einem Satz zusammen, etwa: »Ich trainiere meinen Körper dreimal in der Woche im Fitnessstudio und freue mich über mein Wohlbefinden und meine Attraktivität.«

Generell gilt: Du kannst deine Ziele und Wünsche beliebig lang ausformulieren. Anschließend solltest du sie jedoch in einem knappen Satz zusammenfassen. Dies ist von Vorteil, wenn du deine Absichten schon bald auch in deinem Energiesystem verankerst. Nimm dir auf diese Weise all deine dir wichtigen Lebensbereiche vor.

Anschließend solltest du dir anhand deiner Reflexion überlegen, welche deine Lebensaufgabe sein könnte. Fühlt sich diese in Bezug auf deine Absichten stimmig an? Beschreibe sie. Du wirst dann sehr wahrscheinlich in ein paar Jahren mit Freude feststellen, dass du sie inzwischen gänzlich lebst.

Bitte glaube mir, die Umsetzung dieser Aufgabe lohnt sich, auch wenn du etwas Zeit dafür investieren musst. Je mehr du dich dabei deinen echten Empfindungen öffnest, desto mehr Spaß wird sie dir machen und desto mehr Nutzen wird sie dir bringen.

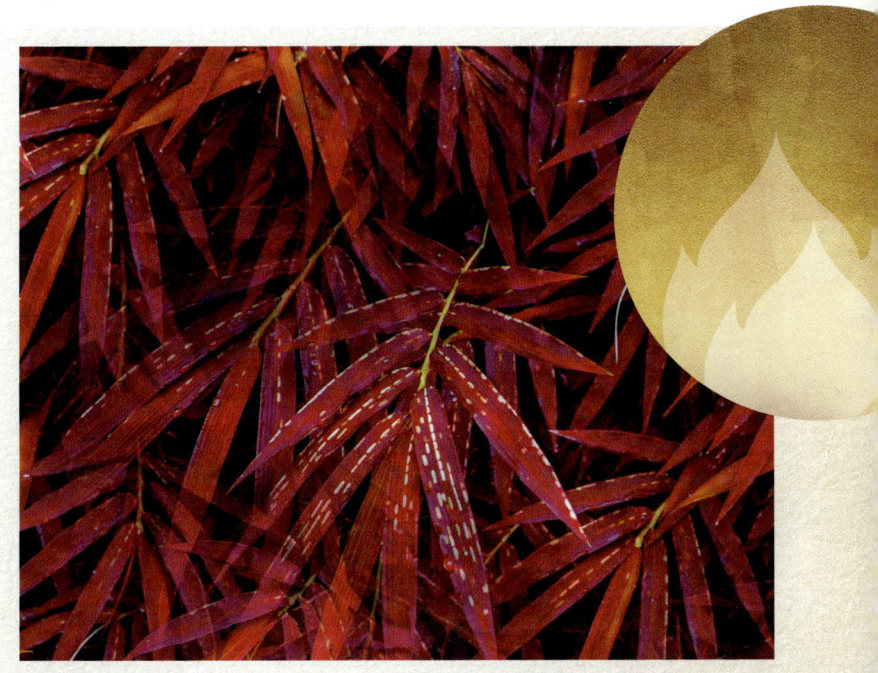

Ist es nicht toll, sich endlich zu dem zu bekennen, was du mit ganzem Herzen verwirklichen möchtest? Diese Übung ist weit mehr als die reine Beschreibung einer mentalen Technik zur Wunscherfüllung. Sie ist für diese Anleitung die Voraussetzung und gleichzeitig der Schlüssel, mit dem du in deinem Inneren die Impulse anregst, erkennst und optimal nutzt, die für deine Ziele und die Erfüllung deines Seelenplanes wichtig und wertvoll sind.

Du hast dir – basierend auf den für dich wichtigsten Lebensbereichen – Gedanken gemacht. Gibt es vielleicht noch einen weiteren Lebensbereich, der dir wichtig ist? Schließe kurz die Augen, und prüfe deine Liste auf Vollständigkeit. Visualisiere vor deinem inneren Auge deine Überlegungen wie in einem kurzen Film. Wie fühlt sich diese Visualisierung für dich an? Sehr motivierend? Vermittelt sie dir ein gutes Gefühl? Oder fehlt etwas? Wenn dir noch ein Aspekt für ein rundes Glücksgefühl fehlt, ergänze ihn in deinen Aufzeichnungen, und überprüfe diese so lange, bis du damit zufrieden bist.

Hast du alles so weit durchgeführt? Herzlichen Glückwunsch! Du hast schon mehr für dein Glück unternommen als fünfundneunzig Prozent aller Menschen. Du hast deine Zeit sehr wertvoll investiert. Dadurch, dass du nun Bewusstheit darüber erlangt hast, was dir im Leben wichtig ist, und deine Absichten so formuliert hast, als wären sie schon eingetreten, hast du deine »innere Landkarte« geschaffen, die für deinen sechsten Sinn und dein inneres Wachstum erforderlich ist.

Nun können wir die Ideen-Maschinerie anwerfen, und ich werde dir zeigen, wie du dich mit grundsätzlichen Methoden für deine inneren Eingebungen empfänglich machst und Impulse generierst. Später bringen wir dann mit einer speziellen Technik und der Nutzung deines Energiekörpersystems deine Ideen so richtig zum Sprudeln. Schließlich willst du sie ja möglichst bald für die Erfüllung deiner Absichten und Wünsche und ein neues faszinierendes Leben nutzen.

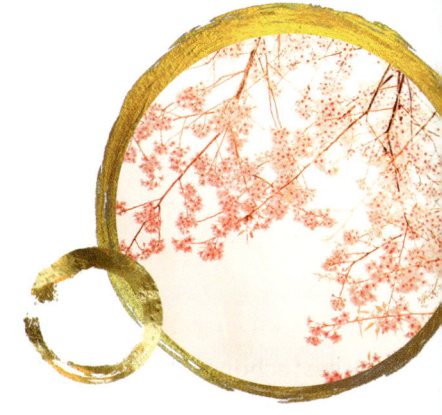
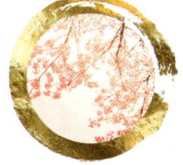

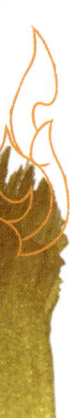

Die Quelle unserer Intuition

Hast du dich schon einmal gefragt, woher die weisen Impulse, die dir deine Intuition zukommen lässt, eigentlich kommen? Es gibt verschiedene Erklärungen hierfür. Psychologen vertreten die Ansicht, dass unsere Intuition vor allem aus dem reichen Reservoir bewusster und unbewusster Erfahrungen schöpft.

Meinen Nachforschungen zufolge lassen folgende Quellen unsere Eingebungen entstehen:

- unser gesamter Erfahrungsschatz in Form von Kenntnissen, erworbenem Wissen, Reaktionsmustern und früheren Erlebnissen
- unsere tief in uns liegenden Bedürfnisse, die als Impulse an die Oberfläche drängen
- das Feld des kollektiven Bewusstseins, das alles Wissen, alle Gedanken und Absichten der Menschheit enthält

Das im Gegensatz zum individuellen Bewusstsein stehende kollektive Bewusstsein gewinnt zunehmend an Bedeutung. Da wir alle bis auf die Ebene unserer Körperzellen und sogar generationsübergreifend energetisch miteinander verbunden sind, kann dieses Bewusstsein entweder direkt angezapft werden, oder Impulse aus ihm können in uns als Eingebungen an die Oberfläche treten. Dabei gibt es keine Schranken wie im geistigen Denken. Das kollektive Bewusstsein ist am besten mit einem unsichtbaren Feld zu beschreiben, das unseren Planeten umgibt und in dem alles gesammelte Wissen verfügbar ist.

Vielleicht hast du bereits von den Makaken-Affen auf den japanischen Inseln gehört. Vor einigen Jahrzehnten beobachteten Wissenschaftler dort, wie Affen lernten, am Strand liegende Früchte durch das Waschen in einem nahegelegenen Brunnen von Sand zu befreien. Auf diese Weise konnten sie die Früchte frisch gewaschen genießen, wie wir es ja auch gerne tun. Dieses Verhalten wurde zunächst von immer mehr Makaken auf der gleichen Insel und später sogar von Affen auf benachbarten Inseln imitiert, obwohl die Affenkolonien untereinander keinerlei Kontakt hatten. Dies geschah, da durch den Lernprozess von einer immer größer werdenden Gruppe von Affen neues Wissen in das kollektive Bewusstsein eingespeist wurde.

Und hier noch ein »menschliches Beispiel« für die Wirkungsweise des kollektiven Bewusstseins:
Kennst du vielleicht eine Begebenheit, bei der du oder ein Bekannter eine gute Idee hatte, ein anderer sie dann aber schneller realisierte? Ich selbst habe in den 1980er-Jahren eine solche Erfahrung gemacht, als in mir die Idee wuchs, einen Service für Preisvergleiche von Produkten anzubieten. Zu diesem Zeitpunkt

war mir kein ähnliches Angebot bekannt. Innerhalb weniger Wochen hatte ich das Geschäftsmodell definiert, immer wieder verbessert und zum Schluss von allen Seiten auf Erfolgsaussicht durchleuchtet. Ich war damals sehr zuversichtlich, dass es einen hohen Nutzen bieten und mir ein ansehnliches Einkommen generieren würde. Aus verschiedenen Gründen hatte ich diese Idee aber zunächst nicht umgesetzt.

Kaum drei Monate später erfuhr ich dann, dass gerade jemand anderes dieses Angebot auf den Markt gebracht hatte und damit wohl bereits ein paar attraktive Verträge mit verschiedenen Firmenkunden abschließen konnte. Bald darauf folgten die nächsten Preisfüchse mit ihren Diensten, bevor dann einige Jahre später mit Beginn des Internet-Zeitalters eBay & Co. den meisten dieser Kleinunternehmer den Garaus machten. Zufall? Heute bin ich überzeugt, dass es keiner war. Es ist nur ein weiterer Beweis für die Existenz des kollektiven Bewusstseins. Wir Menschen tauschen im Normalfall unbewusst direkt auf energetischer Ebene Informationen miteinander aus oder stellen sie diesem unsichtbaren Feld zur Verfügung.

Acht Möglichkeiten, die Intuition zu aktivieren

Egal, aus welcher Quelle wir unsere Eingebungen am Ende schöpfen, je mehr wir uns ihr öffnen, desto mehr profitieren wir von ihr. Was ist hierfür notwendig?

Um in diesen unendlichen Raum zu kommen und daran teilnehmen zu können, ist als erstes Ruhe im Geist wichtig. Wir müssen mit unserem Gehirn in den Raum des Nichtwissens, der Leere kommen. Damit ist insbesondere die Abwesenheit von ständig zirkulierenden Gedanken gemeint.

Stelle dir vor, du befindest dich an einem sonnigen Sommerabend in einem kleinen Ruderboot auf einem wunderbaren klaren See. Du bist nahe am Ufer und genießt die Ruhe. Das Wasser unter dir ist nicht tief und die spiegelglatte, stille Wasseroberfläche ermöglicht dir die Sicht auf den Grund. Du siehst in ein paar Metern Entfernung einen größeren Fisch, der an die Oberfläche möchte. Plötzlich fährt in etwa vierzig Metern Entfernung ein Motorboot an dir vorbei, und sofort wird alles aufgewirbelt. Die Idylle ist vorüber, du selbst kommst ins Schaukeln, und dein freier Blick in die schöne Unterwasserwelt ist dahin. Du siehst den Fisch nicht mehr. Ja, er wird durch diesen Wirbel verschreckt worden sein und kommt vielleicht nicht mehr so schnell an die Oberfläche.

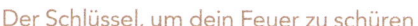

Ähnlich verhält es sich mit deinen Impulsen und deiner Fähigkeit, Eingebungen wahrzunehmen. Wenn dein Kopf frei von herumwirbelnden Gedanken ist, kannst du besser in die Tiefe blicken und das wahrnehmen, was in dir aufsteigt. Gleichzeitig öffnest du dich für die Anregungen aus deinem tiefsten Inneren und gibst ihnen das Signal, dass sie doch an die Oberfläche kommen mögen.

Nun zeige ich dir **acht effektive Möglichkeiten** auf, mit denen du deine Intuition aktivieren kannst. Ich bitte dich, davon so viele wie möglich bei jeder Gelegenheit umzusetzen. Nutze möglichst dein Bauchgefühl, um zu entscheiden, welche Methoden du wann und wie oft einsetzen möchtest. Versprich dir aber in jedem Fall selbst, während der nächsten vierzehn Tage mindestens eine dieser acht Anregungen täglich aufzugreifen und umzusetzen.

1. Wie dir wahrscheinlich bekannt ist, besitzen wir Menschen eine linke und eine rechte Gehirnhälfte mit unterschiedlichen Funktionen. Die linke Gehirnhälfte ist für das logisch-rationale Denken zuständig, die rechte Gehirnhälfte für unsere Kreativität, bildliche Wahrnehmung, Spiritualität und vor allem unsere Intuition. Für unsere Zwecke ist es also wichtig, möglichst oft die rechte Gehirnhälfte zu aktivieren, um über sie den aus feinstofflicher Ebene erhaltenen Impuls wahrzunehmen. Dies erreichst du über Meditation und diverse Methoden zur Beruhigung des Gedankenflusses. Besonders wirksam ist die Übung der Beob-

achtung von Gedanken und Bildern, die ich dir mit der »Basis-übung« (siehe S. 64) vorstelle.

2. Stelle dir selbst immer wieder Schlüsselfragen, vorzugsweise zu den Zielen, die du im vorherigen Kapitel notiert hast. Wenn du dich zum Beispiel selbstständig machen willst, frage dich: »Welche lukrative Geschäftsidee gibt es, mit der ich aufgrund meiner Fähigkeiten Geld verdienen kann?« Beobachte nun einfach, welche Bilder und Worte oder sonstigen Zeichen in dir hochkommen oder vor deinem inneren Auge entstehen. Stelle dir deine Frage immer wieder, und beobachte still, ohne eine Bewertung vorzunehmen, auch wenn keine spontane Antwort kommt.

3. Visualisiere deine Ziele immer wieder. Auf diese Weise wirst du deine rechte Gehirnhälfte aktivieren und zunehmend intuitive Bilder und Impulse erhalten und erkennen, die dich zum Handeln einladen werden.

4. Praktiziere so oft wie möglich Übungen für eine bessere Selbstwahrnehmung, wie etwa eine achtsame Atmung oder Körperwahrnehmung. Dies verhilft dir zu innerer Stille. Es gibt viele Möglichkeiten, wie du auch im Alltag Achtsamkeit üben kannst. Du könntest zum Beispiel bei jedem Schritt bewusst die Aufmerksamkeit auf deine Füße lenken und spüren, wie sich das Auftreten anfühlt. Mache es doch einmal wie eine Katze: Bewege

dich so langsam, dass du erst einen Fuß aufsetzt, sagen wir den linken. Den rechten Fuß hebst du dafür etwa zehn Zentimeter an. Wenn du glaubst, dass du einen sicheren Stand auf dem linken Fuß hast, entspanne diesen, und setze langsam den rechten Fuß auf, während du den linken etwa zehn Zentimeter anhebst. Entspanne dann den rechten Fuß, und setze behutsam den linken auf, während du den rechten wiederum anhebst usw. Versuche, beim Auftreten jeweils die ganze Fußsohle wahrzunehmen, und stelle dir dabei vor, dass deine Zehen den Boden »greifen«. Probiere es aus, und bewege dich so ein paar Minuten lang fort. Was merkst du?

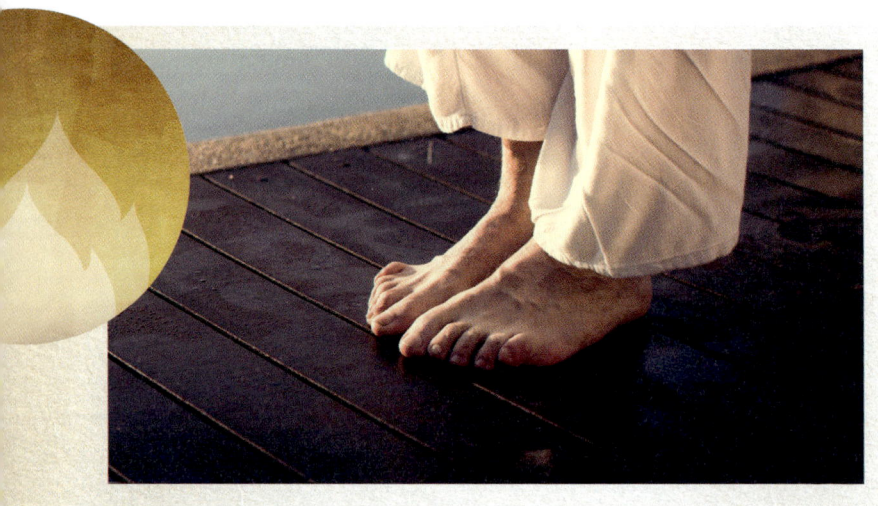

5. Notiere in deinem Notizbuch all deine Erfolge aus dieser Anleitung und ebenso alle »außergewöhnlichen« Ereignisse und natürlich Impulse und Ideen, die du ab sofort erhältst. Du zeigst damit dieser höchsten Intelligenz gegenüber Vertrauen in deine neue Fähigkeit und wirst im Gegenzug weitere Eingebungen erhalten.

6. Zur Verbesserung deiner intuitiven Kraft solltest du dir allgemein folgende Ziele setzen: weniger Stress, stets mit deiner Aufmerksamkeit bei genau der Sache sein, die du gerade tust (also kein Multitasking), möglichst viel Aufenthalt in freier Natur, insbesondere im Wald. Bitte reduziere auch die Zeit, die du mit immer neuen technischen Raffinessen und Multimediaspielzeug verbringst. Glaube mir, du wirst dafür mit mehr Impulsen zur Erfüllung deiner wahren Bedürfnisse, mehr Zufriedenheit und Vitalität reichlich belohnt werden.

7. Versuche, dich bei jeder Gelegenheit und immer wenn du daran denkst, auf einer möglichst hohen energetischen Schwingung zu halten. Wie macht man das am einfachsten? Das Zauberwort hierfür heißt »Präsenz«. Hiermit ist gemeint, dass du bewusst in das »Jetzt« gehst, also dich gedanklich weder in die Vergangenheit ziehen lässt, noch an Zukünftiges denkst. Gleichzeitig versuchst du, deinen Körper wahrzunehmen: zuerst einzelne Teile

wie etwa die Hände, dann auch die Füße und mit etwas Übung deinen gesamtem physischen Anteil als eine Einheit. Du kannst dann zunehmend auch dein inneres Energiefeld spüren, wie es dich umgibt und dir mehr Vitalität schenkt. Du stellst schon bald unmittelbar oder intuitiv fest: Je höher deine Schwingung ist, desto weniger bist du im Kopf und desto mehr bist du mit den feinstofflichen Ebenen verbunden, in denen Harmonie herrscht und Heilung stattfindet. Entsprechend größer sind deine natürliche Zufriedenheit, deine Glücksgefühle und die Sensibilität für deinen sechsten Sinn.

8. Ein Punkt von besonderer Bedeutung für die Förderung deiner Intuition ist deine Fähigkeit, Emotionen zu akzeptieren und unproduktive Gedanken sowie energetische Blockaden loszulassen bzw. aufzulösen. Der wesentliche Schlüssel hierfür liegt in deinen Energiekörpern (siehe dazu das Kapitel »Die fünf Energiekörper«, ab S. 76). Dieses System ist für uns im Rahmen dieses Buches ein zentrales Thema. Freue dich darauf, zu erfahren, was du mit diesem machtvollen Gefüge in Zukunft alles bewirken kannst.

Hast du nun Lust auf etwas Entspannung und darauf, bei dieser Gelegenheit vielleicht gleich einmal einen nützlichen Impuls aus deinem Inneren zu erhalten? Dann nutze die Magie der Mandalas.

Übung: Das Mandala für Entspannung und kreative Impulse

Gefallen dir Mandalas, und malst du gerne? Das Ausmalen von Mandalas auch für Erwachsene ist ein noch recht junger Trend aus den USA und hat gleich mehrere positive Effekte:

- Es beruhigt deinen aufgewühlten Geist.

- Es hat einen kunsttherapeutischen Ansatz. Durch die heutige Reizüberflutung von außen und die zunehmende Hektik verlieren viele Menschen die eigene Zentrierung. Die Konzentration auf Bild und Farben eines Mandalas und den gegenwärtigen Augenblick des Malens trägt dazu bei, die Balance wiederherzustellen.

- Und ganz wichtig für uns: Mandalas ermöglichen uns, auf einfache und effektive Weise intuitive Impulse oder Botschaften zu empfangen. Warum? Unsere unkontrollierten, stets abwägenden und zweifelnden Gedanken beruhigen sich, da wir uns auf das Ausmalen konzentrieren. Schon bald stellt sich Ruhe im Kopf ein, und es entsteht dadurch der Raum für Impulse aus deinem Inneren.

Probiere es aus: Überlege dir, zu welchem deiner Themen du gerne einen hilfreichen Einfall hättest. Visualisiere dieses mit geschlossenen Augen möglichst klar in deinen Gedanken, und bitte dann innerlich um einen intuitiven Impuls dazu. Nimm nun bewusst Abstand von deinem Thema, denke nicht mehr daran. Gehe vielleicht noch für einen kurzen Spaziergang an die frische Luft. Nimm anschließend deine Lieblingsfarbstifte zur Hand, und beginne mit dem Ausmalen eines Mandalas. Habe einfach nur Freude daran, erwarte nichts, und lasse dich überraschen, was innerhalb der nächsten wenigen Stunden passiert. Mit großer Wahrscheinlichkeit wirst du einen Einfall haben. Notiere diesen sofort, und bedanke dich innerlich für ihn.

Das folgende Mandala habe ich für dich ausgewählt. Es ist die »Blume des Lebens«, vielleicht deines neuen faszinierenden Lebens. Sie steht vor allem für Harmonie, die Grundlage für geistigen Frieden und Lebensglück. Du findest dieses Mandala auf vielen Seiten kostenlos im Internet und kannst es dort herunterladen oder auch direkt dieses verwenden. Viel Spaß beim Ausmalen und Ausprobieren!

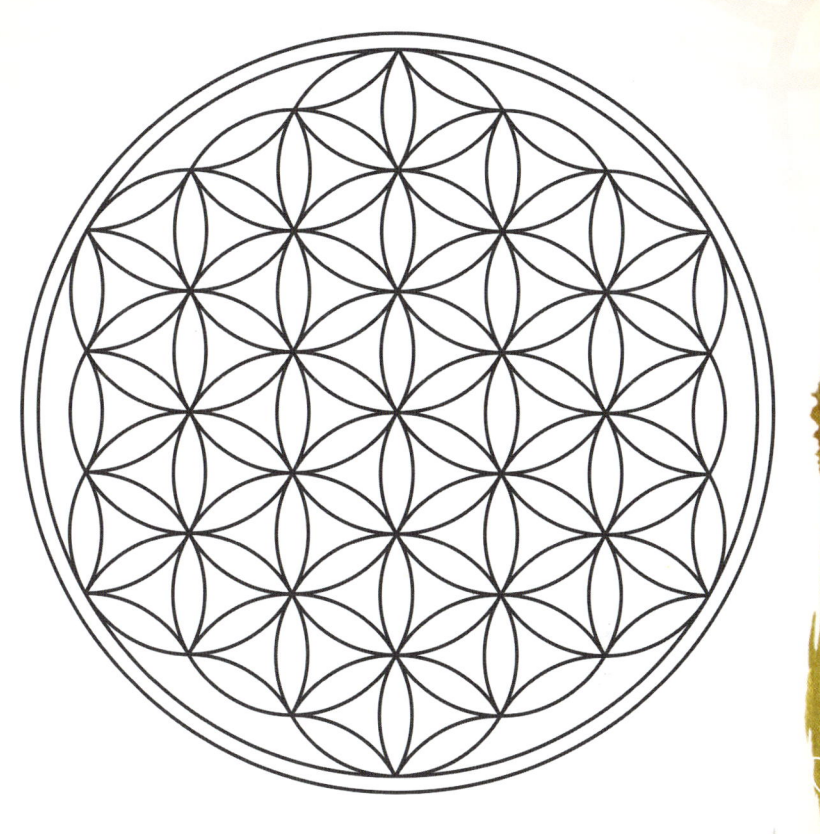

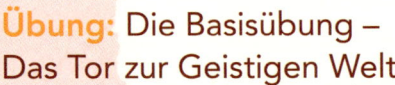

Übung: Die Basisübung –
Das Tor zur Geistigen Welt

Um den Mechanismus der Impulsaktivierung und deinen Ideen-reichtum richtig anzukurbeln, möchte ich dir mit den folgenden Praktiken den Eintritt in die feinstoffliche, geistige Welt aufzeigen. Die feinstoffliche Welt besteht aus für das menschliche Auge normalerweise nicht sichtbaren Phänomenen, die immer schon da waren, die wir aber erst mit zunehmender Erweiterung unseres Bewusstseins wahrnehmen können. Sie sind Teil unseres Lebens und helfen uns, dieses besser zu verstehen und die Ratschläge der Geistigen Welt dann in der sichtbaren materiellen Welt für uns zu nutzen. Feinstoffliche Wahrnehmungen zeigen sich als Bilder, Gefühle, Geräusche und Ideen, die uns ohne eine aktive Handlung erreichen. Hast du einen guten Zugang zu dieser Welt, werden nicht nur deine Ideen zum Sprudeln kommen, sondern du kannst im Verlauf auf allen Ebenen deines Seins arbeiten und dich verwirklichen. Du erhältst nun die Anleitung für die aus meiner Sicht optimale persönliche Entwicklung, die ein Mensch, der in der materiellen und in der spirituellen Welt sein Potenzial weitreichend entfalten möchte, mit einem überschaubaren zeitlichen Aufwand erreichen kann.

Beginnen wir mit einer effektiven Übung, die dir den Zugang zu den feinstofflichen Ebenen ermöglicht. Ich nenne sie »Das Tor zur Geistigen Welt«. Sie ist einfach und wird dir in vielen Situationen nützlich sein. Du kannst sie jederzeit durchführen, zu Beginn idealerweise, wenn du Ruhe hast und nicht gestört wirst, später bei allen möglichen Gelegenheiten, sogar im Stehen und auch mit offenen Augen.

Gehe nun wie folgt vor: Setze oder lege dich entspannt hin. Schließe die Augen, und beobachte gleichsam wie auf einer Leinwand, was vor deinem inneren Auge auftaucht. Zumeist sind es vorbeiziehende Gedanken, aber auch Bilder können erscheinen. Lasse völlig los, und beobachte einfach, ohne bewerten oder beeinflussen zu wollen, was du siehst und was geschieht. Anfänglich bewegen sich deine Gedanken oder Bilder auf dieser imaginären Leinwand vielleicht sehr schnell kreuz und quer durcheinander, dann wird alles ruhiger. Egal, was geschieht, du beobachtest einfach und genießt den Frieden des Beobachtens. Wenn du merkst, wie sich dabei ein gutes Gefühl einstellt, verlagere deine Aufmerksamkeit sanft auf dieses Gefühl, und koste das damit verbundene Wohlbefinden aus. Wenn sich kein Gefühl einstellt, auch gut, dann belasse es beim Beobachten deiner Leinwand. Spüre jetzt in deinen Körper hinein. Fühlst du in einer Region eine bestimmte Regung, beispielsweise einen Druck? Gehe in diesen Bereich, und sage innerlich: »Ich entspanne mich hier und nehme alles an.« Sobald du alle Regungen auf diese Weise ausgeglichen hast, spürst du in deine rechte Hand hinein. Merkst du ein Kribbeln?

Wenn nicht, stelle dir vor, du greifst mit ihr nach einem runden Gegenstand, etwa einem Tennisball. Spüre die Materie dieses Gegenstandes und seine Energie. Sobald dir dies gelungen ist – du merkst es am Kribbeln oder einem Wärmegefühl –, genieße das Gefühl ein paar Sekunden lang. Dann mache dasselbe mit deiner linken Hand, und verlagere deine Aufmerksamkeit dorthin. Wenn du auch hier das energetische Gefühl verspürst, verweile kurz, und nimm dann beide Hände gleichzeitig wahr.

Vielleicht fühlst du schon sehr bald eine energetische Verbindung zwischen ihnen. Du kannst das Gefühl verstärken, wenn du dir vorstellst, dass du zwischen deinen beiden Händen einen elastischen Ball hältst, der aus hellgelbem Licht besteht und richtig schön leuchtet. Er ist gleichzeitig mit einer sehr angenehmen Wärme gefüllt. Nun lässt du diesen leuchtenden, warmen Ball größer werden. Langsam nimmt er eine ovale Form an. Dabei wechselt er auch die Farbe, das Gelb wird zu einem wunderschönen Türkis. Du siehst, wie er sich jetzt über deine Hände hinaus ausdehnt und über deinen Kopf wächst, dann auch über deine Beine, und kurz danach bist du komplett in dieses türkisfarbene, ovale Ei eingehüllt. Wenn das geschehen ist, ändert sich seine Farbe erneut – die ovale Hülle, in der du dich befindest, ist jetzt wunderbar weiß. Du spürst, wie sich parallel zur Ausdehnung des Balls und seiner Verwandlung in eine ovale Form in deinem ganzen Körper und darüber hinaus das Gefühl von Licht und Wärme ausgebreitet hat. Nun versuche, deinen eingehüllten physischen Körper als Ganzes zu spüren, und werde der Wärme und Leichtigkeit, die dich umgibt, gewahr. Stelle dir jetzt vor, wie sich die weiße Hülle um dich herum auflöst, weil sie ihren Zweck erfüllt hat.

Du bist nun komplett aus deinem denkenden Verstand ausgestiegen und mit deinem Bewusstsein zuerst in deinen physischen Körper und dann über diesen hinausgegangen. Du spürst jetzt die Ausdehnung in die feinstofflichen Bereiche der anderen vier Energiekörper, mit denen du schon bald arbeiten wirst. Genieße diesen Zustand noch ein paar Minuten, öffne dann langsam die Augen, und komme wieder ganz im Hier und Jetzt an.

Das Wissen um diese vorzügliche Übung trägst du nun in dir, und du kannst sie machen, sooft du Lust hast. Sie wird deine Gedanken beruhigen und deine Emotionen in Ruhe und Freude verwandeln, wann und wo immer du sie brauchst. Gleichzeitig ist sie dein Tor zu den feinstofflichen Energieebenen. Ich empfehle, sie wieder und wieder zu machen. Du wirst sehen, dass deine Erlebnisse mit ihr immer intensiver und schöner werden. Zusätzlich kannst du mit etwas Übung das gute Gefühl, das diese Meditation in dir hervorruft, in vielen Situationen quasi auf Knopfdruck erzeugen.

Wenn du wenig Zeit hast oder die äußeren Bedingungen dies erfordern, etwa weil um dich herum viel los ist, empfehle ich dir, die

Übung abzukürzen. Du beendest sie dann einfach, wenn du alle Regungen in deinem Körper angenommen bzw. ausgeglichen hast und bevor du beginnst, bewusst deine rechte Hand wahrzunehmen. Du kannst dann entweder langsam die Augen öffnen oder einfach das augenblickliche gute Gefühl noch etwas genießen.

Je öfter du diese Übung praktiziert, desto mehr Möglichkeiten wirst du entdecken, wie du sie zu deinem Wohl einsetzen oder auch mit anderen Praktiken kombinieren kannst. Ich kenne übrigens jemanden, der bei Zahnarztbesuchen bei fast allen schmerzhaften Behandlungen auf Spritzen verzichtet, weil er mit dieser Übung in der Lage ist, Schmerz zu neutralisieren und bisweilen sogar in Freude zu transformieren. Ist das nicht wunderbar?

Mit dieser Übung bist du zum Chef deiner Gedanken geworden. Indem du deine Gedanken beobachtest, hast du eine neutrale Distanz zu ihnen eingenommen. Du kontrollierst sie somit, ohne sie bewerten oder beeinflussen zu wollen. Sie haben dadurch ihre Macht über dich verloren. Du bist geistig frei und nimmst sie jetzt in entspannter Haltung von außen als Beobachter wahr. Nach Beendigung der Übung wirst du dich noch eine ganze Zeit lang entspannt fühlen. Du hast nun den entscheidenden Schritt gemacht, der dir Zugang zur Geistigen Welt ermöglicht.

Das Lichtversprechen

Wer Zugang zur feinstofflichen Welt und dem unserem normalen Bewusstsein übergeordneten kosmischen Bewusstsein erhalten möchte, sollte immer auch die angemessene Ehrfurcht aufbringen und in einer Weise vorgehen, die ihn ausschließlich mit den Energien und Wesen des Lichts und der Liebe verbindet. Das erfolgt über den Ausdruck von Respekt und Dankbarkeit für die mit der Aktivierung des sechsten Sinns erworbenen, machtvollen Fähigkeiten und die bedeutende Zunahme der spirituellen Kraft. Um diese im Dienste seiner persönlichen Entwicklung nutzen zu können und gleichzeitig niemand anderem Schaden zuzufügen, sollte man sich selbst und der Geistigen Welt ein Versprechen geben: das Lichtversprechen. Es sorgt auch in der materiellen Welt dafür, dass das persönliche Tun und Wirken von Liebe und Aufrichtigkeit getragen ist. Tugenden, die heute ohnehin wieder wichtiger sind denn je.

Bevor du beginnst, den feinstofflichen Ebenen deine Lebensziele mitzuteilen, solltest du dich bewusst für diese universelle Intelligenz öffnen. Du wirst dadurch ziemlich mächtig werden, und dein spiritueller Grad wird stark zunehmen. Wenn du zusätzlich dir und der Geistigen Welt gegenüber dein Lichtversprechen abgibst, wird dir diese umso mehr helfen, und du empfängst deine Impulse aus den Quellen des Lichts und der Liebe.

Übung: Dein persönliches Lichtversprechen

Wähle einen Zeitpunkt, an dem du vollkommen wach und besonders kreativ bist. Gut geeignet ist der Zeitraum zwischen acht und zehn Uhr morgens oder zwischen neunzehn und einundzwanzig Uhr. Plane rund fünfundvierzig Minuten ein, und genieße bewusst jeden einzelnen der folgenden Schritte:

1. Gehe unter die Dusche oder nimm ein schönes, duftendes Bad inklusive Haarwäsche, um mögliche negative Energien von deinem physischen Körper zu entfernen. Verwende nach Möglichkeit biokosmetische Produkte für deine Reinigung.

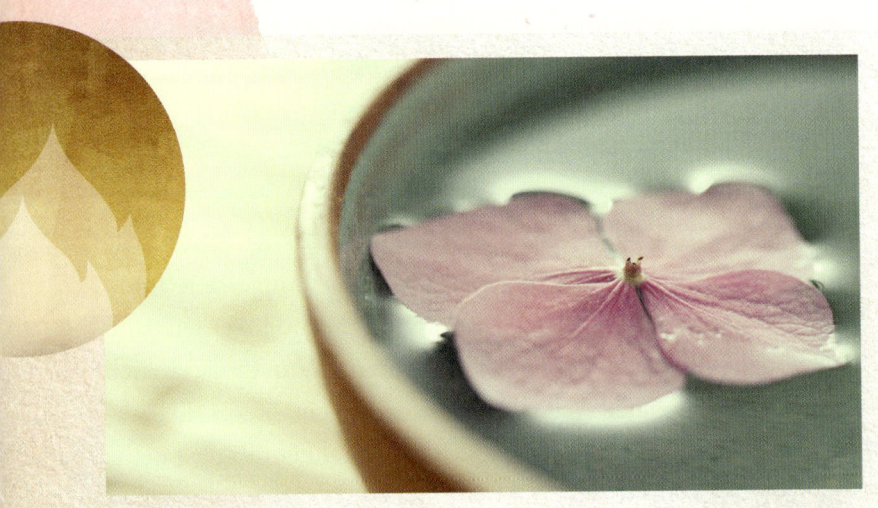

2. Setze dich auf einem bequemen Stuhl an einen Tisch. Du könntest für diesen feierlichen Vorgang zusätzlich eine schöne Kerze anzünden. Nun sprich mit freudiger, halblauter Stimme und klaren Worten:

»Heute, am ... (bitte Datum einsetzen), entscheide ich mich voller Dankbarkeit und Freude für meine Öffnung gegenüber der universellen Weisheit des Lebens zur Aktivierung meines sechsten Sinns: Ich öffne mich der höchsten Intelligenz meines physischen und feinstofflichen Selbst. Ich öffne mich für die Aufnahme aller von Licht und Liebe getragenen Impulse aus der grobstofflichen und geistigen Welt und aus dem kosmischen Bewusstsein.«

3. Schreibe dies nun in das Notizbuch, das du für die Umsetzung dieser Anleitung angelegt hast. Lies es anschließend noch einmal. Schreibe dann:

»Ich öffne mich allen Eingebungen, die mir Lebensglück und Erfüllung bringen.«

»Ich öffne mich für ganzheitliches Wachstum und die Umsetzung meiner Bestimmung.«

»Ich nehme das Älterwerden freudvoll an und öffne mich für bleibende Vitalität, Lebenslust und Attraktivität.«

»Ich öffne mich für Licht und Liebe und bin eine ewige Quelle des Guten.«

»Ich, ... (Vorname, Name), geboren am ... in ... verspreche, dass ich meine neuen Fähigkeiten und spirituellen Kräfte nur für Zwecke einsetzen werde, die dem Wohle aller Beteiligten dienen und ihre Würde stets achten.

Ich bitte alle Wesen der Liebe und des Lichts darum, dass ich selbst Licht in die Welt trage und zu einer Quelle des Guten werde. Bitte unterstützt mich dabei, und zeigt mir über meine Intuition zum richtigen Augenblick den für mich optimalen Weg, um meine wahren Bedürfnisse und größten Wünsche zu erfüllen. Ich danke euch voller Respekt und aus tiefstem Herzen.

Ich danke insbesondere auch unserem Schöpfer. Lieber Schöpfer aller Dinge, stehe mir bei. Führe und leite mich, damit ich die Gunst des Augenblicks erkenne, wenn er gekommen ist, seine Eingebung nutze und die Kraft habe, ihm zu entsprechen.«

Hinweis: Wenn dir dein Bauchgefühl jetzt sagt, dass du den Text geringfügig abändern oder ergänzen möchtest, damit er dir noch besser gefällt, tue dies gerne, solange der Sinn erhalten bleibt und du ihn nochmals aufschreibst.

Nun lies ihn ein letztes Mal aufmerksam durch, und fühle dich dabei in ihn hinein. Sobald du zufrieden mit ihm bist und er sich richtig gut anfühlt, unterschreibe ihn.

4. Mache nun für etwa fünf Minuten im Sitzen die Übung »Die Basisübung – Das Tor zur Geistigen Welt« (siehe S. 64). Während du noch deine Augen geschlossen hast, sprich mit leiser, sanfter

Stimme: »Ich bin jetzt geöffnet für die Impulse des Lichts und der Liebe, die mich glücklich machen.« Spüre diesen Satz. Wiederhole ihn zweimal, und versuche, immer stärker mit deinem Körper in den Satz hineinzufühlen. Sieh mit deinem inneren Auge, wie du Geistesblitze erhältst, die dir schon beim Empfangen ein Glücksgefühl vermitteln, wie du sie mit Freude umsetzt und dankbar für deine Entwicklung und dein tolles Leben bist. Anschließend verweilst du noch etwa zwei Minuten mit geschlossenen Augen und gehst dann langsam zurück ins Tagesbewusstsein.

Hast du alle Schritte durchgeführt? Sehr gut. Jetzt hast du dir eine Pause verdient. Entscheide bitte nach Gefühl, wie lang diese sein soll – dreißig Minuten sind genauso in Ordnung wie ein ganzer Tag.

Im nächsten Schritt solltest du deine intuitive Kraft weiter anregen. Dazu möchte ich dich bitten, die nachfolgende Reflexion durchzuführen.

Übung: Tägliche Reflexion

Du hast dir die für dich wichtigen Bereiche deines Lebens und deine Absichten bewusst gemacht. Dies hat dir Klarheit darüber gebracht, was du wirklich möchtest. Vielleicht nutzt du auch schon die dir aufgezeigten Methoden zur Steigerung deiner Intuition und hast erste Anregungen in Form spontaner Ideen oder Bilder bekommen. Jetzt solltest du versuchen, weitere Ideen zu wecken.

Überfliege hierfür nochmals deine zusammengefassten Absichten. Richte bei jedem Thema deine Aufmerksamkeit nach innen. Schließe kurz die Augen. Ist irgendein Impuls zu spüren? Vielleicht eine Idee in Form eines Bildes? Wie fühlt sie sich an? Gut? Das ist prima. Versuche, die aufkommende Motivation und Begeisterung in dir möglichst klar und intensiv zu spüren. Schreibe deine Ideen gleich auf, auch wenn sie im Augenblick noch keinen Sinn zu ergeben scheinen oder noch nicht von deinem Herzen bestätigt werden.

Ich empfehle dir, in den nächsten zwei Wochen auf diese Weise täglich deine Niederschrift morgens nach dem Aufstehen und abends, bevor du dich schlafen legst, für jeweils etwa zehn bis fünfzehn Minuten zu reflektieren. Dabei programmierst du dich auch mental auf Erfolg und die Verwirklichung deiner Absichten.

Gleichzeitig wirst du einen immer besseren Zugang zu den Quellen deiner Impulse und zu deinem Herzen erhalten, das dir auch im Rahmen zukünftiger Ziele konkret mitteilen wird, was du benötigst, um glücklich zu sein, indem es deine Absichten bestätigt oder gegebenenfalls auch einmal ablehnt.

Betrachte diese Reflexion wie das Training eines für dein Wachstum und Wohlbefinden wichtigen Muskels. Er wurde bislang vernachlässigt, und du beginnst nun, ihn zu stärken. Dafür schenkt er dir ab sofort durch seine zunehmende Kraft Lebensglück und neue Leichtigkeit. Deine Fähigkeit, Impulse zu erzeugen und sie gleichzeitig intuitiv über Gefühle, Bilder und Ideen wahrzunehmen, wird also umso stärker, je häufiger und regelmäßiger du sie trainierst.

Diese Aufgabe sollte idealerweise sogar über die nächsten vierzehn Tage hinaus zu einer Standardübung für dich werden. Du kannst sie aber auch in Verbindung mit den in diesem Kapitel aufgeführten Schritten zur Aktivierung deiner Intuition durchführen. Folge auch hier am besten deinem Gefühl, und nutze die Methoden, die dich am meisten ansprechen.

Die fünf Energiekörper

Wie du schon in der Einleitung erfahren hast, müssen wir unsere Intuition nutzen, um mit unseren feinstofflichen Ebenen effektiv kommunizieren zu können. Im Gegenzug können wir unseren sechsten Sinn über unser Energiekörpersystem wirkungsvoll aktivieren.

Jetzt zeige ich dir, wie dein gesamtes energetisches System, das aus deinem physischen Körper und weiteren vier unsichtbaren Energiekörpern besteht, funktioniert, damit du es später für die Aktivierung der Intuition und dein Wachstum optimal nutzen kannst.

Um dir eine Vorstellung davon zu vermitteln, welche Bedeutung dieses Gefüge für deine persönliche Entwicklung und auch deinen Alterungsprozess haben kann, möchte ich dir kurz von Claudia und Anna erzählen:

Claudia, dreiundvierzig Jahre alt, ist Angestellte und arbeitet im Büro. In ihrer Freizeit fühlt sie sich zu Hause am wohlsten. Ihren Urlaub verbringt sie daher meistens mit Tagesausflügen. Sie fliegt auch nicht gerne. Vor neun Jahren reiste sie mit dem Flugzeug nach Spanien und geriet ausgerechnet auf dem ersten Flug ihres Lebens in ein Gewitter. Für den Piloten gab es keine Ausweichroute, und die starken Turbulenzen hatten Todesangst in ihr ausgelöst. Seitdem ist Claudia der Überzeugung, dass Reisen generell unsicher sei, da man ja auch immer wieder höre, was im Straßenverkehr alles passiere. Außerdem zwinge sie ja niemand, ihr vertrautes Terrain zu verlassen, und einzelne Ausflüge in benachbarte Städte oder mal etwas weiter weg ins Grüne ließen sich auch gut mit dem Zug durchführen. Claudia ist sich zwar bewusst, dass sie sich häufig unbegründet Sorgen macht, oft unter Gefühlsschwankungen leidet und allgemein recht anfällig für Krankheiten ist, meint aber, sie könne halt aus ihrer Haut nicht heraus. Andere Menschen hätten schließlich auch ihre Probleme.

Was Claudia nicht weiß, ist, dass sie mit ihrer Einstellung und ihren Glaubenssätzen, ihrem gesamten körperlichen System permanent Impulse der Einschränkung, der Stagnation und sogar des vorzeitigen Abbaus sendet.

Anna ist auch dreiundvierzig Jahre alt, zahnmedizinische Fachangestellte, und sie liebt ihr Leben wahrhaftig. Anna ist bewusst, dass aktive persönliche Entwicklung maßgeblich Lebensglück und Erfüllung schenkt. Sie ist schon viel gereist, wobei erwähnt werden sollte, dass auch sie ursprünglich einmal nur ungern in ein Flugzeug gestiegen ist. Dies änderte sich jedoch von einem Tag auf den nächsten, als sie lernte, dass sie lediglich ihr energetisches System harmonisieren musste, um ihre Angst in den Griff zu bekommen. Auch in anderen Bereichen des Lebens entwickelt sich Anna stän-

dig weiter und vermittelt sich selbst nahezu täglich, dass sie jung und auf Wachstum ausgerichtet ist. Unbegründete Ängste kennt sie praktisch nicht, stattdessen ist sie eine ausgeglichene und attraktive Frau, die vor Lebenslust sprüht.

Was glaubst du nun, wer glücklicher und erfüllter ist, Claudia oder Anna? Wer von beiden dürfte zudem vitaler sein und jünger wirken? Die Antwort ist klar. Was aber macht Anna nun grundsätzlich besser, und warum fällt ihr dies so leicht?

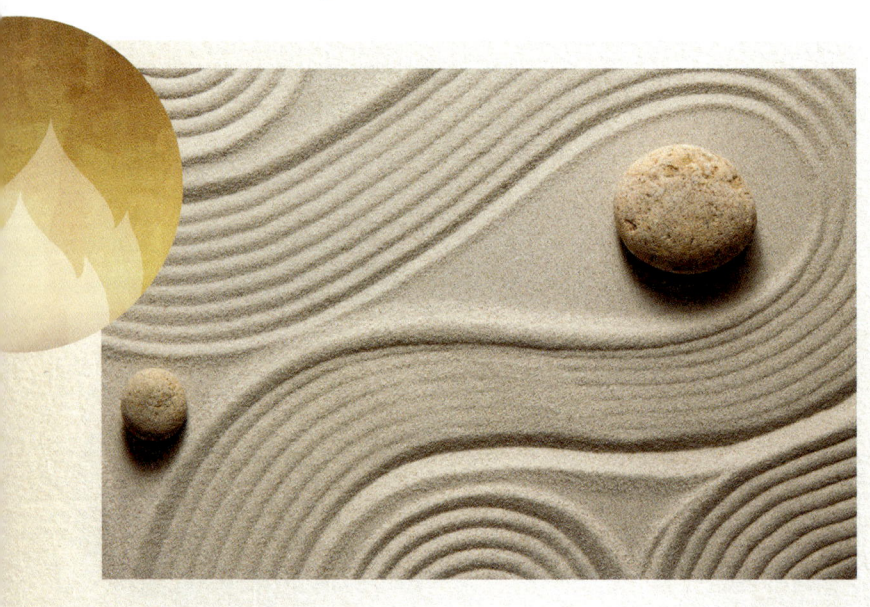

Ich verrate es dir: Claudia ist bereits mit vierzig Jahren auf Abbau ausgerichtet, denn ihr ist das Gesetz der Natur nicht bewusst, das lautet:

Wachstum oder Verfall – du musst dich täglich für eine Richtung entscheiden, und du hast es selbst in der Hand. Es ist deine Lebensaufgabe und dein Seelenplan, dich zu entwickeln – und zwar auf allen Ebenen deines Seins, also auch spirituell. Gerade durch spirituelle Techniken wird es dir möglich, unnötige Ängste und Disharmonien anzunehmen und abzulegen. So wirst du ein befreites und glückliches Leben führen können. Wenn du deiner Lebensaufgabe nachkommst, wird dich das Leben nicht mehr so häufig anstoßen müssen, dich zu entwickeln. Denn jeder Anstoß, in welcher Form er auch auftreten oder so unangenehm er auch sein mag, wie etwa eine plötzliche Krankheit, sollte als Botschaft verstanden werden, der eigenen Lebensaufgabe besser gerecht zu werden bzw. Disharmonien abzubauen. Du solltest damit beginnen, dein energetisches System zu verstehen, denn dieses macht fünfundneunzig Prozent deines Wesens aus und entscheidet über dein geistiges und seelisches Wohlbefinden.

Claudia sind dieses Naturgesetz und der daraus resultierende Zusammenhang leider nicht bekannt, sie hat aber auch mit Spiritualität absolut nichts am Hut. Zudem ist sie überwiegend kopfgesteuert und definiert sich nahezu vollkommen über ihren unablässig denkenden Geist. Ihre Auffassung, in scheinbar größerer Sicherheit zu leben, birgt in Wahrheit bedeutende Nachteile, qualitative Einschränkungen und beschleunigt sogar ihren Alterungsprozess.

Anna hingegen beschäftigt sich schon seit Jahren mit Meditation. Sie nutzt seit längerer Zeit eine ähnliche Übung wie die Basisübung »Das Tor zur Geistigen Welt« in diesem Buch, um sich jederzeit auf geistiger und seelischer Ebene ausgleichen zu können. Außerdem hat sie, wie du es gleich selbst tun wirst, gelernt, wie unser Energiekörpersystem funktioniert und wie wir dieses für die Aktivierung unserer Intuition, unser Wachstum und generell für ein gesundes und glückliches Leben nutzen können.

Du selbst ziehst natürlich die Entwicklung von Anna vor und bist jetzt so weit, dass du deine Ziele und Wünsche regelmäßig reflektierst. Du setzt ganz oder teilweise und vielleicht schon ein paar Wochen lang die bisherigen Handlungsempfehlungen zur Steigerung deiner Intuition um und merkst bereits, wie deine Handlungsimpulse oder Eingebungen zunehmen.

Eventuell wünschst du dir manchmal noch, das mit den Impulsen verbundene Gefühl der Stimmigkeit in deinem Herzen etwas eindeutiger wahrzunehmen, da dir dein Kopf immer noch dazwischenfunkt und du dich deshalb in manchen Fällen noch etwas schwertust, scheinbar »vernünftigeren« Handlungen nicht den Vorrang einzuräumen. Dazu möchte ich dir grundsätzlich sagen: Überlasse es den vielen anderen Menschen, mit großer Mühe, stressgeplagt und mit viel Schweiß mehr oder weniger erfolgreich und glücklich zu sein. Du gehst bereits bewusst den Weg der Intuition und bist in deiner persönlichen Entwicklung ein schönes Stück vorangekommen. Du fragst dich nun, ob du allen Impulsen vertrauen kannst? Ja, du kannst, und zwar immer, wenn dein Herz deine Eingebung mit einem guten Gefühl bestätigt! Und was, wenn du einmal aufgrund einer Fehlinterpretation eines inneren Signals einen Fehler machen würdest? Bleibe entspannt. Dieser hätte nämlich aufgrund deiner generell intelligenteren Lebensausrichtung nur unbedeutende Auswirkungen und würde dir zusätzlich bei deiner Bestimmung helfen, die beinhaltet: Lerne aus deinen Fehlern, wachse daran, und erfahre daraus wahrhafte Erfüllung.

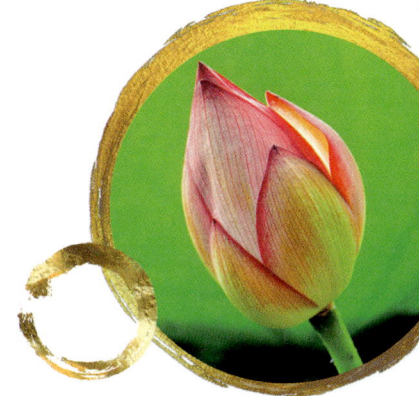

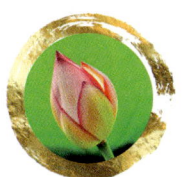

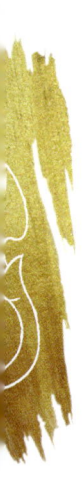

Fahren wir nun fort mit der Methode, die deine neue Fähigkeit potenziert und dein Vertrauen in diese unerschütterlich machen wird.

Wenn du dich schon mit energetischen Praktiken zum Beispiel für Heilzwecke beschäftigt hast, ist dir unser Energiekörpersystem wahrscheinlich bekannt. Ist es dir bisher noch kein Begriff, dann lasse mich es dir beschreiben:

Wir Menschen bestehen nicht nur aus unserem äußeren, sichtbaren Körper – dieser macht in Wirklichkeit nur etwa fünf Prozent unseres gesamten Seins aus –, sondern aus diesem und vier weiteren Körpern. Diese feinstofflichen Ebenen eines jeden Menschen können nur von wenigen Personen gesehen werden. Sie bestehen aus Energie in unterschiedlicher Schwingung und werden »Energiekörper« genannt. Im Physikunterricht in der Schule hast du vielleicht gelernt, dass alles Energie ist und schwingt, vom Gestell deines Bettes bis hin zum Strom, der durch deinen Toaster fließt, um für ein leckeres Frühstück zu sorgen. Siehst du, wie der Strom dabei arbeitet? Nein, denn abhängig von der Schwingungsfrequenz ist Energie aus sichtbarer Materie zusammengesetzt oder nicht. Dein Bett besteht auch aus Energie, die jedoch sehr niedrig schwingt und dich daher trägt, ansonsten wäre es ganz schön ungemütlich für dich, darin zu schlafen.

Mit den vier Energiekörpern um dich herum verhält es sich ähnlich. Sie schwingen deutlich höher als dein physischer Körper und mit einer Frequenz, die sie für das normale Auge unsichtbar macht. Sie sind alle um dein grobstoffliches Selbst herum aufgebaut, durchdringen sich gegenseitig und haben, je weiter sie von deinem Körper aus Fleisch und Blut entfernt sind, eine noch höhere Schwingung. Wenn du diese fünfundneunzig Prozent deines Wesens entdeckst und entsprechend ihrer Wirkweise mit ihnen arbeitest, wirst du dich persönlich bestmöglich entwickeln und deine intuitiven Handlungsimpulse optimal aktivieren können.

Es gibt also inklusive deinem grobstofflichen Anteil fünf Energiekörper:

- physischer Körper
- ätherischer Körper
- emotionaler Körper
- mentaler Körper
- spiritueller Körper

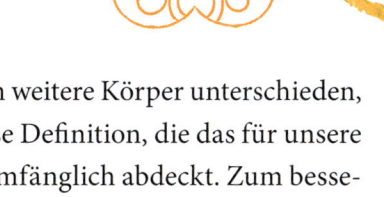

In mancher Literatur wird noch in weitere Körper unterschieden, ich beschränke mich aber auf diese Definition, die das für unsere Zwecke relevante Spektrum vollumfänglich abdeckt. Zum besseren Verständnis und für das weitere Vorgehen ist es vorteilhaft,

wenn du die jeweiligen Funktionen der Energiekörper kennenlernst.

Gehen wir von deinem **physischen Körper** aus. Ihn kann jeder
Mensch wahrnehmen. Wenn du Qi Gong praktizierst und dabei
eine starke Energie spüren kannst, wirst du vielleicht manchmal
ein Energiefeld, einen Schleier, um dich herum empfinden. Du
spürst dann deinen dem physischen Körper am nächsten liegenden
feinstofflichen Körper, der auch ätherischer Körper genannt wird.

Der **ätherische Körper,** der wie alle weiteren Energiekörper den
physischen,»materiellen« Körper durchdringt und sich etwa fünfzehn Zentimeter über diesen hinaus ausdehnt, kennt den Bauplan
deines physischen Körpers ganz genau. Er verfügt auch über Organe, feinstoffliche allerdings. Es sind die Chakras, die über energetische Leitbahnen bzw. Meridiane miteinander verbunden sind.
Der physische Körper erhält seine Lebensenergie aus diesen Kanä-
len. Der ätherische Körper ist durch seine Verbundenheit mit ihm
von wesentlicher Bedeutung für deine körperliche Gesundheit,
und er dient gleichzeitig als Brücke zu den weiteren feinstofflichen
Bereichen deines Selbst. Er überträgt dabei Licht, kosmische Intelligenz und Energie in unsere grobstoffliche Erscheinung. Da er
dem physischen Körper am nächsten liegt, hat er noch eine rela-
tiv niedrige Schwingung. Er wird häufig beim Aura-Sehen als ein
heller Schein um den Menschen herum wahrgenommen.

Nun gibt es noch drei weitere feinstoffliche Ebenen, die sich über den vorherigen Energiekörper hinaus ausdehnen und die, je weiter sie vom grobstofflichen physischen Körper entfernt sind, eine umso höhere Schwingungsfrequenz aufweisen. Diese sind in der Reihenfolge der zunehmenden Ausdehnung der emotionale Körper, der mentale Körper und der spirituelle Körper. Alle haben entsprechend ihrer Bezeichnung eine bestimmte Funktion und zeigen uns, wo sich gegenwärtig unser Wahrnehmungsschwerpunkt befindet.

Wer von ständigen Sorgen geplagt ist, befindet sich überwiegend im **emotionalen Körper.** Dieser ist primär verantwortlich für unsere Gefühle und Emotionen. Er hat wie alle anderen Körper im Normalzustand eine ovale Form und kann sich bei starker Erregung bis zu zehn Meter um dich herum ausdehnen. Daher fühlst du es manchmal förmlich, dass jemand schlecht drauf ist, wenn du nur in seine Nähe kommst. Ständig sendet der emotionale Körper Schwingungen nach außen. Abhängig von deren Frequenz, die von unserer Gemütslage bestimmt wird, ziehen wir entsprechende positive oder negative Ereignisse in unser Leben.

Wer häufig nachdenkt oder grübelt, bewegt sich wesentlich im noch höher schwingenden **mentalen Körper.** Er bewirkt, dass die in Form von Gedanken gebündelten Energien in unser Leben gezogen werden. Daher bestimmst du mit deinem vorherrschenden geistigen Programm maßgeblich, wie dein Leben verläuft. Im mentalen Körper sind auch unsere Erinnerungen, Glaubenssätze und Wünsche gespeichert. Insbesondere mit ihm hast du Zugang zu deiner Intuition.

Die höchste Schwingungsfrequenz hat der **spirituelle Körper.** Er drückt die göttliche Essenz in uns aus. Hier findest du reines Bewusstsein, Glückseligkeit und Unsterblichkeit, denn dieser Körper ist unzerstörbar und währt ewig. Wer in der Lage ist, den spirituellen Körper eines Menschen zu sehen, kann den Grad der geistigen Entwicklung dieser Person feststellen.

Im folgenden Schritt ist es wichtig, dass du zunächst deine grundsätzliche Bereitschaft zur Öffnung gegenüber deiner Intuition und danach die von dir visualisierten Wünsche und Ziele bzw. die daraus zusammengefassten Absichten in deinem Energiekörpersystem verankerst.

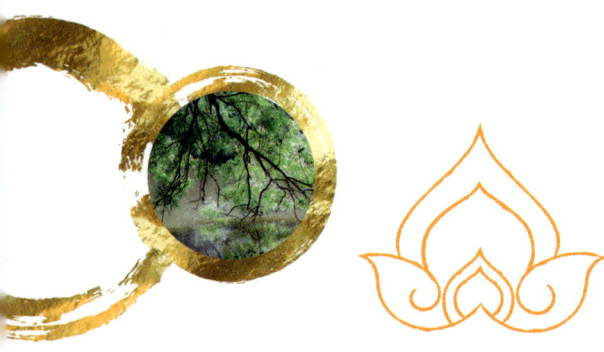

Übung: Erlebe und harmonisiere dein Energiekörpersystem

Wie tritt man nun mit den jeweiligen Energiekörpern in Kontakt? Nachdem du bereits ihre Funktion kennst, dürfte dir dies mit etwas Übung immer besser gelingen. Ich beschreibe es hier zunächst, und du kannst es im Anschluss umsetzen.

Praktiziere zunächst für etwa fünf bis zehn Minuten die Basisübung (siehe S. 64). Richte deine Wahrnehmung anschließend nochmals für eine Minute auf deinen physischen Körper.
Dann gehe in deiner Vorstellung etwa zehn bis fünfzehn Zentimeter aus diesem heraus, und fühle in diesen äußeren Bereich, deinen Ätherkörper, hinein. Was fühlst du?
Ein gutes Zeichen, dass du dich mit deinem Bewusstsein in dieser feinstofflichen Ebene befindest, ist, wenn du das Gefühl hast, dass dein physischer Körper so leicht geworden ist, dass du ihn fast nicht mehr spürst. Du nimmst nur diesen augenblicklichen Zustand wahr, ohne deine Aufmerksamkeit auf irgendeinen speziellen Gedanken zu richten.

Um vom Ätherkörper in den nächstliegenden Emotionalkörper zu gelangen, gehst du in deiner Vorstellung etwa fünfzehn Zentimeter nach außen und nimmst gleichzeitig irgendeine positive Emotion wahr, die dir gerade spontan bewusst wird, zum Beispiel die kürzlich verspürte Freude während deines Urlaubs am Meer. Versuche, dieses gute Gefühl nochmals wahrzunehmen, jedoch weniger den bildhaften Gedanken an das Ereignis, sondern das, was du gefühlt hast, wie etwa das beglückende Gefühl am Morgen, als du dich zum Yoga im Freien aufgemacht hast. Wie fühlt sich dieser feinstoffliche Bereich deines Selbst für dich an? Versuche, ihn ohne willentliche Anstrengung möglichst gut wahrzunehmen. Mit zunehmender Übung wirst du diese und deine weiteren subtilen Schwingungsebenen immer besser spüren und auch voneinander unterscheiden können.

Um jetzt in den Mentalkörper zu kommen, verlagerst du deine Aufmerksamkeit nochmals um weitere fünfzehn Zentimeter hinaus. Denke nun an eine bestimmte Sache, die dir gerade in den Sinn kommt, jetzt jedoch nach Möglichkeit, ohne dabei eine bestimmte Emotion nachzuempfinden. Vielleicht erinnerst du dich an eine völlig emotionslose Routinearbeit, etwa, wie du kürzlich zum Tanken gefahren bist. Du befindest dich nun im Mentalkörper. Wie fühlt sich dieser an?

Um in den Spiritualkörper zu gelangen, gehe in deiner Vorstellung wiederum etwa fünfzehn Zentimeter aus deinem Mentalkörper heraus, und löse dich von allen vorherigen Gedanken und Gefühlen, indem du einfach wieder ohne zu bewerten wahrnimmst. Du kannst dies erreichen, indem du die in den vorherigen Schritten aufgekommenen und vielleicht noch in deinem Bewusstsein befindlichen Gedanken oder Gefühle beobachtest. Schon bald werden sie sich auflösen, und du bist in reinem Gewahrsein und befindest dich in deiner höchsten feinstofflichen Schwingungsebene. Verweile noch kurz darin, und genieße das Gefühl reinen Gewahrseins.

Anschließend harmonisiere alle Körper. Dies gelingt dir, wenn du wieder kurz deinen physischen Körper bewusst wahrnimmst und über die weiteren Energiekörper dein ganzes Energiesystem bis zum Spiritualkörper kurz durchgehst. Versuche dabei, nochmals alle einzelnen Ebenen, wie gerade beschrieben, zu spüren. Nun nimmst du dein Energiesystem als Ganzes wahr und sagst dir innerlich: »Ich sende meinem Energiekörpersystem Licht und Liebe.« Genieße diesen Zustand ein paar Minuten lang, und öffne dann langsam die Augen, um allmählich wieder in dein normales Tagesbewusstsein zurückzukehren.

Führe also jetzt die Basisübung und den gesamten Ablauf für etwa fünf bis zehn Minuten durch.

Praktiziere diesen Ablauf auch in Zukunft immer wieder. Es wird dir auf diese Weise immer besser gelingen, deine einzelnen Energiekörper bewusst wahrzunehmen, mit ihnen Erfahrungen zu sammeln sowie sie als Ganzes zu harmonisieren.

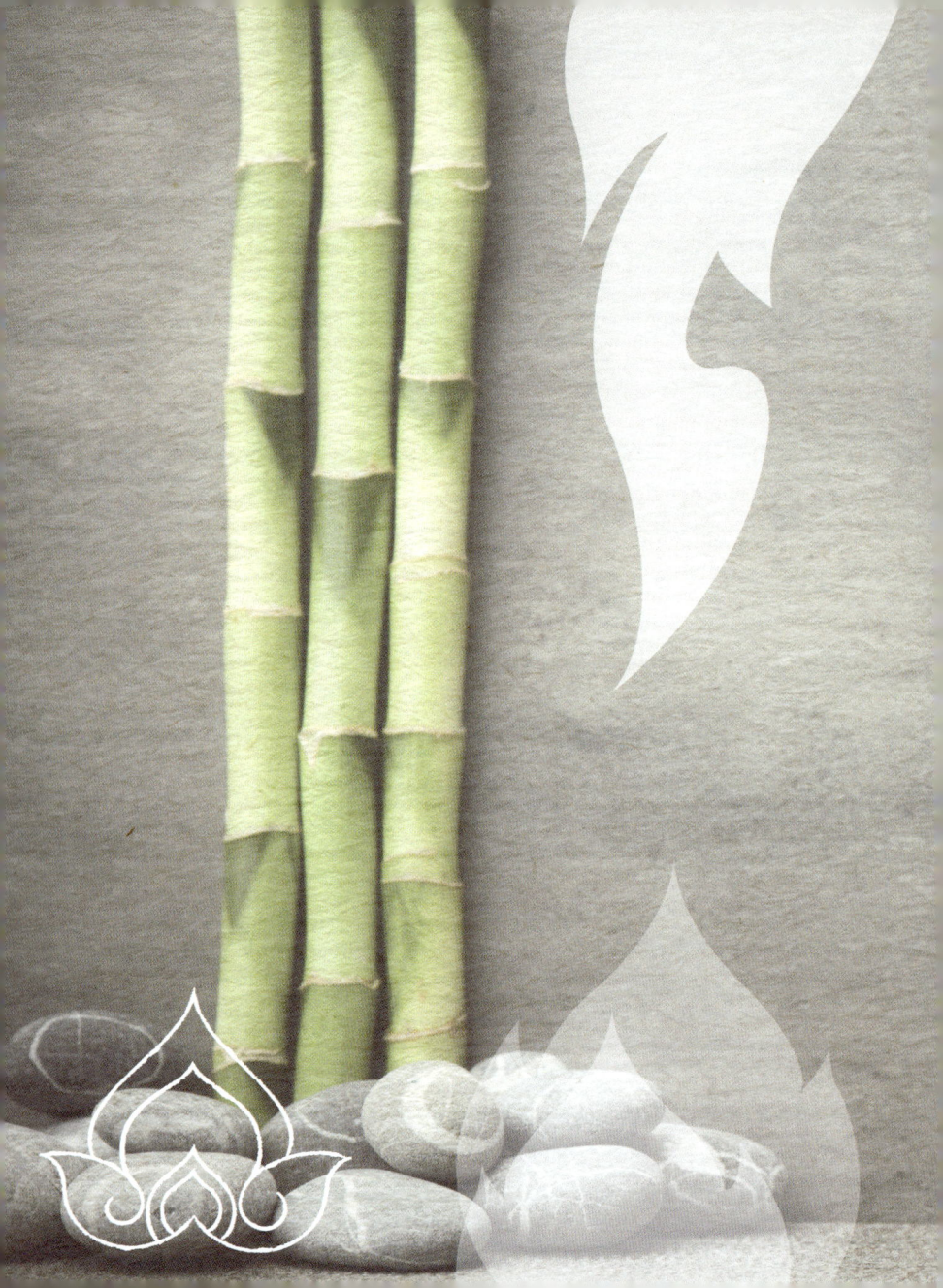

Die energetische Anti-Aging-Praxis

Die Verankerung deiner Absichten

Nun beginnen wir mit der Integration deiner Absichten in das Energiekörpersystem. An dieser Stelle noch eine Empfehlung:

Lasse dir mit den nächsten Schritten Zeit. Nachdem du deine Wünsche und Bedürfnisse formuliert hast, habe ich dir bewusst schon ein paar effektive und rasch umzusetzende Methoden zur Steigerung deiner intuitiven Kraft an die Hand gegeben. Dadurch kannst du bereits erste Erfolge erzielen. Ab jetzt näherst du dich zunehmend den wesentlichen Quellen deiner Intuition, die in den feinstofflichen Ebenen liegen. Daher solltest du dich in aller Ruhe mit der energetischen Komponente zur Aktivierung deines sechsten Sinnes befassen.

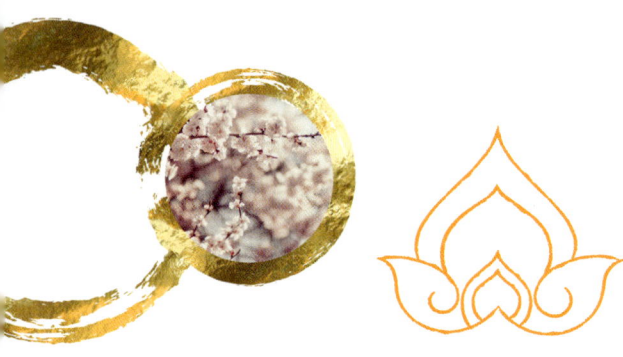

Übung: Integration der Absichten in die feinstoffliche Ebene

Arbeite nun mit der ersten Absicht deines Lichtversprechens. Sie ist die Kernbotschaft, mit der du dich deinen intelligenten Impulsen öffnest. Erinnerst du dich noch? Sie lautet: »Ich öffne mich allen Eingebungen, die mir Lebensglück und Erfüllung bringen.« Sprich diese Absicht ein paarmal mit halblauter und gut gelaunter Stimme, um sie dir einzuprägen. Schließe dabei die Augen, und stelle dir vor, wie diese weisen Impulse aus deinem Inneren hochsprudeln.

Mache es dir nun bequem, und beginne als erstes wieder mit deiner Basisübung, um dich mit deinen feinstofflichen Ebenen zu verbinden.

Nimm – wie du es gelernt hast – deinen physischen Körper als Ganzes wahr, und fühle die Absicht deines Lichtversprechens in ihm: »Ich öffne mich allen Eingebungen, die mir Lebensglück und Erfüllung bringen.« Was spürst du? Signalisiert der grobstoffliche Anteil deines Wesens Zustimmung, wenn du dir diesen Satz eingibst?

Gehe dann in den Ätherkörper, mache dort dasselbe, und prüfe, ob sich deine Absicht hier ebenfalls gut anfühlt.

Fahre auf diese Weise mit dem Emotionalkörper, dem Mentalkörper und dem Spiritualkörper fort. Findet sich in einer deiner Energieebenen, etwa im Mentalkörper, Unstimmigkeit oder
Ablehnung bezüglich deiner Absicht, weißt du, es hat mit dieser
Ebene zu tun, also etwa im Mentalkörper mit deinen Gedanken.
Versuche, den abwehrenden Gedanken oder das Gefühl zu er-
fassen, ohne ihn/es zu bewerten. Nimm ihn/es einfach an, indem
du dir sagst: »Ich nehme dich so an, wie du bist, denn du bist ein
Teil von mir, und ich liebe mich.« Anschließend teste nochmals,
wie sich deine Absicht jetzt anfühlt. Du wirst sehen, dass du über
diese Vorgehensweise bald Stimmigkeit in allen Energiekörpern
erreichst.

Versuche nun, wie vorhin beschrieben, zuerst die einzelnen und
dann alle Körper zusammen sowie deine darin enthaltene Botschaft zu fühlen. Fühlt sie sich nun gut an? Sehr gut, du hast
sie nun fest in dein Energiesystem integriert. Damit hast du die
Grundlage für die energetische Verankerung deiner Lebensziele geschaffen, um sie über die Weisheit deines sechsten Sinns zu
verwirklichen.

So werden Lebensziele Wirklichkeit

Du hast deine Ziele und alles, was du von Herzen begehrst, aufgeschrieben. Sei gewiss, du darfst dir alles wünschen, solange es keiner anderen Person schadet. Es gibt Menschen, die meinen, dass sie keine materiellen Wünsche mehr haben sollten, wenn sie einen spirituellen Weg beginnen. Manchmal entwickeln sie dann solch destruktive Glaubenssätze wie etwa: »Geld verdirbt den Charakter.« Dem ist natürlich nicht so. Du bist und bleibst ein Mensch mit tiefen Wünschen und Bedürfnissen, und du solltest ihnen Beachtung schenken. Es ist dein gutes Recht, zum Beispiel gern ein schönes schwarzes BMW Cabriolet fahren zu wollen. Also, sei nicht unnötigerweise zu bescheiden. Du solltest nur Wert darauf legen, dass deine innere, geistige und spirituelle Entwicklung stets mit deinen Erfolgen in der Außenwelt mitwachsen. Ohne dieses Bewusstsein und jegliche Spiritualität wärst du eine leere Hülle statt einer charaktervollen Persönlichkeit, und dein äußerlich sichtbarer Erfolg stünde auf einem ganz schön wackeligen Fundament.

Deine wahren Bedürfnisse, die du zu Beginn festgestellt hast, sind genau die für dich richtigen, und sie sollten ausgelebt werden. Nun kannst du deine volle Kraft und Energie durch die Anregungen und Übungen aus diesem Buch für die Verwirklichung deiner Wünsche und Ziele nutzen, und die Weisheit des Universums wird dir dabei helfen.

Übung: Dein wichtigster Wunsch

Überfliege nun nochmals die Liste deiner anfänglichen Ziele und Absichten, und führe folgende Schritte durch:

1. Erspüre deinen wichtigsten Wunsch. Welcher ist es, der dir im Herzen das größte Glücksgefühl gibt, wenn du an seine Erfüllung denkst? Hebe die für diesen Wunsch zusammengefasste Absicht als Nr. 1 hervor. Wenn es dir schwerfallen sollte, dich zwischen zwei Wünschen zu entscheiden, bewerte beide auf einer Skala mit einem Maßstab von eins bis neun, wobei neun für das stärkste Glücksgefühl steht. Wähle dann dein höher bewertetes Bedürfnis aus.

2. Führe deine Basisübung durch, und warte, bis du wieder in reiner Wahrnehmung bist. Eventuell wird diese Übung wieder von dem bekannten Glücksgefühl begleitet, das während des Beobachtens meistens auftritt. Versuche, dieses Gefühl dann aufrechtzuerhalten.

3. Stelle dir deinen Wunsch und seine Erfüllung bildhaft vor, und verbinde ihn mit dem aus der Basisübung vorhandenen Glücksgefühl, indem du dieses nun bewusst wahrnimmst. Jetzt visualisierst du deinen Leitsatz, also die aus dem Wunsch zusammengefasste Absicht, zum Beispiel in Bezug auf Partnerschaft: »Ich

habe eine glückliche Partnerschaft und verspüre tiefe Erfüllung daraus.« Verknüpfe nun auch diese Absicht mit deinem Gefühl.

4. Sollte das Glücksgefühl der Basisübung nicht vorhanden oder bereits abgeklungen sein, visualisiere deinen Wunsch ebenfalls, als hätte er sich bereits erfüllt. Stelle dir jetzt aber zusätzlich möglichst viele Details vor, etwa wie du mit deiner oder deinem Liebsten einen wunderbaren Abend verbringst und ihr euch bei einem romantischen Dinner näherkommt. Du wirst sehen, bald schon nimmst du ein Gefühl der Freude wahr. Visualisiere auf diese Weise, und fühle dann, verbunden mit diesem Gefühl, deine Absicht: »Ich habe eine glückliche Partnerschaft und verspüre tiefe Erfüllung daraus.«

5. Versuche, zu erspüren, wie diese Vorstellung durch deinen physischen Körper fließt. Du bemerkst vielleicht sogar ein Kribbeln. Genieße es.

6. Behalte deine Visualisierung bei, und stelle dir vor, wie dieses Bild durch die Kraft deiner damit verbundenen Gefühle durch deine feinstofflichen Bereiche fließt: zuerst durch den Ätherkörper, dann durch den Emotionalkörper sowie durch den Mentalkörper und den Spiritualkörper. Versuche dabei wahrzunehmen, wie sich die Ausbreitung deines Wunsches in dem jeweiligen Energiekörper anfühlt, und gehe, wie bei der Verankerung dei-

ner Kernbotschaft beschrieben, mit eventueller Ablehnung um, indem du diese Regung im jeweiligen Körper bewusst annimmst. Gehe bei Stimmigkeit deiner Absicht alle Körper – wie vorhin beschrieben – nochmals durch, und versuche dann, alle fünf Ebenen zusammen als eine Einheit und deine Botschaft darin zu fühlen. Verspürst du Harmonie?

7. Stelle dir nun vor, wie sich die Energie deiner Botschaft im Universum verteilt, um die Erfüllung deines Wunsches in dein Leben zu ziehen. Visualisiere auch, wie du die optimalen Impulse erhältst, glücklich darüber bist, und die vorgeschlagenen Handlungen mit Leichtigkeit und Vergnügen durchführst.

Verweile ein paar Minuten in dieser Vorstellung. Öffne dann langsam die Augen, und kehre in dein normales Bewusstsein zurück.

Meine Empfehlung: Belasse es zunächst bei diesem einen Wunsch. Nimm dir erst dann dein zweitwichtigstes Anliegen vor, wenn du für deine aktuelle Absicht erste Ergebnisse in Form von Ideen und Eingebungen erzielt hast oder das Bedürfnis verspürst, mit einer weiteren Absicht fortzufahren.

Durch die Anregungen im ersten Teil dieses Buches werden sich auch für deine anderen Wünsche bald vermehrt Ideen melden. Mit der Manifestation deiner Ziele in deinem Energiesystem solltest du stets bewusst und Schritt für Schritt vorgehen, wie es grundsätzlich für spirituelle Arbeit ratsam ist. Ich habe damit auch die besten Erfahrungen gemacht. Es ist also absolut okay, wenn du erst nach ein bis zwei Wochen mit dem nächsten Wunsch fortfährst. Entscheidend ist, dass du dranbleibst. Dann wird dir dadurch die Übung immer leichter fallen, und deine Wahrnehmung und dein Wohlbefinden werden wachsen.

Du hast deine Wünsche ursprünglich auf Lebensbereiche aufgeteilt. Erinnerst du dich? Diese Aufteilung hat den Vorteil, dass du nun wahlweise nach der Wichtigkeit deiner Bedürfnisse vorgehen kannst oder nach der Priorität der Lebensbereiche. Zunächst die Lebensbereiche angemessen zu berücksichtigen und sich nach ihnen auszurichten, ist insbesondere für Menschen sinnvoll, die neben der Erfüllung ihrer Wünsche auch rasch mehr Ausgeglichenheit in ihr Leben bringen möchten.

Hast du mit meiner Methode die Absichten aller Lebensbereiche in dein Energiesystem gebracht, führe diese Verankerung nach einem Monat Pause erneut durch und dann nochmals nach drei Monaten Pause. Versuche dabei, diesen Vorgang für alle Lebensbereiche und Absichten innerhalb einer Woche durchzuführen, um dein Energiekörpersystem zur nachhaltigen Aktivierung deines sechsten Sinnes anzuregen.

Du kannst dir natürlich auch einen Lebensbereich oder eine Absicht öfter oder intensiver vornehmen, wenn du schon bald erstaunliche Ergebnisse erzielen möchtest.

Generell wirst du sehen: Je häufiger du dieses Vorgehen praktizierst, desto mehr Ideen, Impulse und natürlich glückliche Momente wirst du in dein Leben bringen. Mache dir keine Sorgen bezüglich des erforderlichen Zeitaufwands. Aus eigener Erfahrung kann ich dir sagen, dass du mit etwas Übung nicht mehr als dreißig Minuten benötigen wirst, um alle deine Wünsche und Ziele sämtlicher Lebensbereiche zu visualisieren. Du kannst das dann sogar in einer einzigen Sitzung durchführen.

Bald wirst du ohnehin feststellen, dass du ein Mehrfaches der für die Umsetzung dieser Übungen investierten Zeit gewinnst. Warum? Nun, du investiert diese nämlich optimal in Effektivität und Selbstbestimmung. In Situationen, in denen du früher lange, zeitaufwendige Kopfarbeit leisten musstest oder von anderen Menschen abhängig warst, erhältst du nun die richtigen Eingebungen zur Umsetzung deiner Vorhaben, und dies mühelos und auf besonders effektive Weise.

Auf Wachstumskurs – dein Erfolg auf einen Blick

Bist du dieser Anleitung bis hierher gefolgt, wirst du schon bald eine neue Faszination in deinem Leben entdecken, und zusätzlich wird deine Intuition immer intensiver für dich arbeiten! Spätestens jetzt solltest du dir jeden wahrgenommenen Impuls aus deinem Inneren, egal, in welcher Form er erscheint, notieren. Manche Ideen kannst und solltest du sogar direkt umsetzen, andere legst du zunächst in deinem »Ideenspeicher« ab.

Du willst jetzt natürlich Erfolge verzeichnen, und daher empfehle ich dir, was ich bereits über Jahre praktiziere: Lege dir zusätzlich zu deinem Ideenspeicher (siehe S. 102) ein Erfolgsverzeichnis an. Kennst du das befriedigende Gefühl, wenn man immer wieder feststellt, dass es im Leben richtig gut läuft oder dass man durch persönliches Wachstum täglich ein Stückchen besser wird? Du spürst dann intuitiv, dass du deinem Lebenszweck nachkommst, und die Erfüllung, die du daraus erfährst, kann durch nichts anderes ersetzt werden. Dein Erfolgsverzeichnis dient genau diesem Zweck.

Ich schlage dir vor, für dein Erfolgsverzeichnis dein Notizbuch zu nutzen. Natürlich kannst du auch elektronische Apps oder Programme wie Excel verwenden, die dir Einträge dieser Art

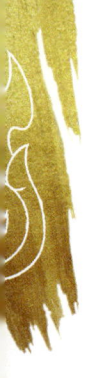

ermöglichen. Ich persönlich liebe einfache und übersichtliche Darstellungen und verwende folgende Formate, die ich dir auch empfehlen möchte:

Der Ideenspeicher

Lege zunächst deinen Ideenspeicher nach der folgenden beispielhaften Struktur an. Formuliere die Idee in deiner Übersicht jedoch genügend aus, sodass du ihren Inhalt auch später noch nachvollziehen kannst.

Ideenspeicher:

Datum/ Eingebung	Idee/Impuls	Datum/Umsetzung
01.11.18	Tägliche Wachstumssignale	ab 03.11.18
15.12.18	Fortbildung: Coaching	offen

Für alle Ideen, die sich in deinem Ideenspeicher befinden und die noch kein Datum der geplanten oder bereits erfolgten Umsetzung tragen, gilt: Warte einfach ab, der richtige Zeitpunkt wird kommen. Du wirst eine entsprechende Eingebung erhalten und die Idee dann optimal verwerten bzw. umsetzen. Als nächstes legst du in deinem Notizbuch dein Erfolgsverzeichnis an.

Das Erfolgsverzeichnis

Schreibe alle dir wichtigen Lebensbereiche und deine diesbezüglichen Wünsche und Ziele in der Kurzformulierung der jeweiligen Absicht nochmals auf. Dein Erfolgsverzeichnis könnte dann so aussehen:

Erfolgsverzeichnis:

Datum der Überprüfung:	31.12.18
Lebensbereich:	Gesundheit und Fitness
Wunsch/Ziel:	Schlank und sexy bis zum nächsten Frühling
Grad der Erfüllung:	4 (Grad 1: unzureichend bis Grad 6: ausgezeichnet)

Du kannst die Überprüfung so oft vornehmen, wie du Lust hast. Ich mache sie meistens am Wochenende. Häufig empfange ich allein dadurch, dass ich die Wünsche meiner Lebensbereiche überprüfe, neue Eingebungen. Diese schreibe ich zunächst in den Ideenspeicher oder plane direkt ihre Umsetzung.

Mache dir bewusst:
Dein Ideenspeicher ist eine Schatzkammer. Er verwahrt für dich die zündenden Ideen für ein faszinierendes Leben. Hüte ihn also gut. Viel Erfolg!

Nun hast du gelernt, mit deinem Energiekörpersystem zu arbeiten, und dieses steigert bereits effektiv deine intuitive Kraft. Gleichzeitig hast du durch die Anhebung deines allgemeinen Energieniveaus schon einiges im Sinne deiner körperlichen Verjüngung getan. Du hast wahrscheinlich bereits bemerkt, wie das Energiegefühl während der Durchführung zunimmt. Dieses häufig verspürte Prickeln wirkt bis auf Zellebene und aktiviert die Vitalität deiner Körperzellen genau dort, wo natürliches Anti-Aging und Verjüngung ansetzen. Generell ist es wichtig, die Schwingung deiner Zellen immer wieder zu harmonisieren, um all die negativen äußeren Einflüsse, zum Beispiel durch Mobilfunkstrahlung, abzumildern und dabei dein Immunsystem zu stärken. Du bist jetzt auch hierfür gut gerüstet.

Eine Glühlampe kann umso heller leuchten, je kleiner der Widerstand im Stromkreis ist und je mehr der durch sie fließende Strom zunimmt. Die Glühbirne bist du. Der Stromkreis mit möglichst kleinem Widerstand entspricht der Harmonie und Verbundenheit unseres physischen Körpers mit den vier feinstofflichen Energiekörpern, und der Strom entspricht der durch unser gesamtes Wesen fließenden Lebensenergie, unserem Qi.

Im folgenden Kapitel wollen wir uns nun noch einer von vielen Menschen praktizierten und immer beliebter werdenden Methode zuwenden, die durch die Nutzung natürlicher Prinzipien die Harmonie in unserem Energiekörpersystem herstellt und den Qi-Fluss für lebenslange Vitalität maßgeblich steigert. Es ist die Kampf-, Bewegungs- und auch Verjüngungskunst Taijiquan.

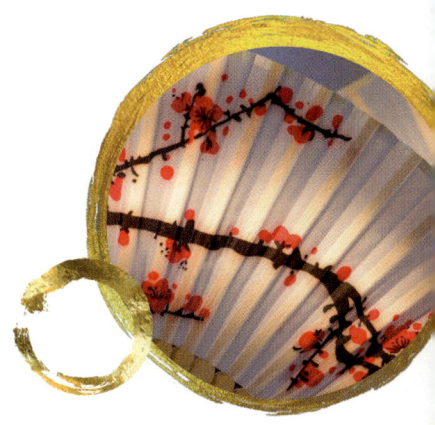

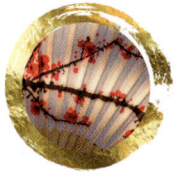

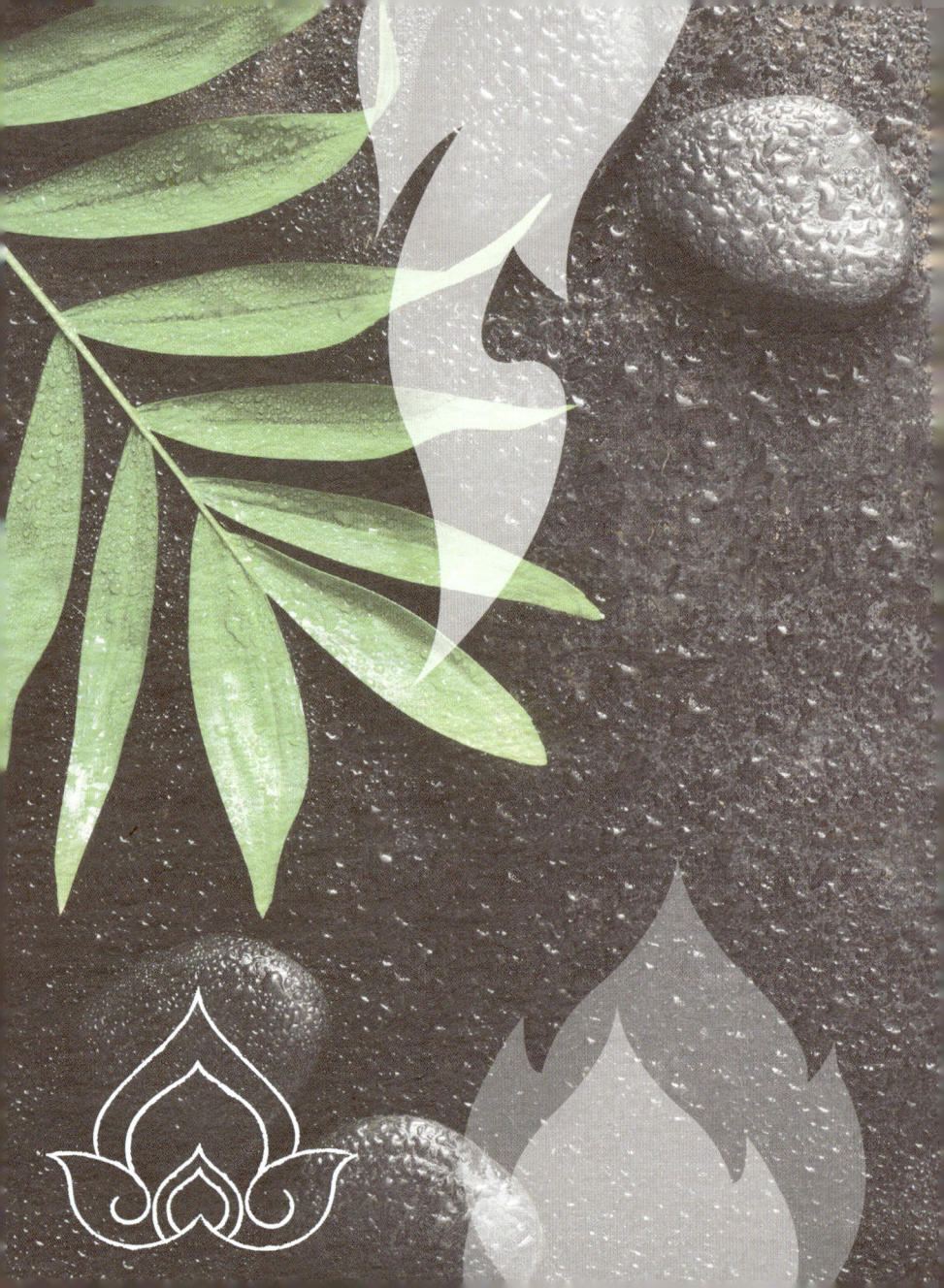

Die universale Lebenskraft Qi und weitere Übungen für Jugend und Vitalität

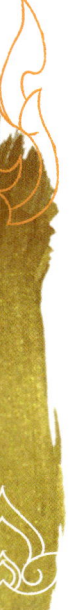

Taijiquan, eine Kampf- und Verjüngungskunst

Seit vielen Jahren beschäftige ich mich mit Mind-Body-Metho-
den zur ganzheitlichen Entwicklung von Körper und Geist. Zu
den besonders faszinierenden Praktiken zählen sicherlich Yoga,
Pilates, die Fünf Tibeter und Taijiquan. Ich habe mich vor vielen
Jahren für Taijiquan entschieden und darauf spezialisiert, da ich
mich auf eine Kunst fokussieren wollte, um diese in der Tiefe zu
erlernen.

Taijiquan aktiviert und harmonisiert unser energetisches System,
ermöglicht den Yin-Yang-Ausgleich für stabile Balance im Leben
und vermittelt Ideen, die sich in vielerlei Hinsicht auch praktisch
im Alltag einsetzen lassen. Zudem verbindet Taijiquan die Leh-
ren und den Nutzen der Traditionellen Chinesischen Medizin
mit den Vorteilen einer außerordentlich effektiven Kampfkunst.
Die Eleganz und Dynamik der Bewegungen helfen zudem, den
eigenen Körper bis ins hohe Alter außerordentlich beweglich
zu halten. Ich habe bei internationalen Taijiquan-Kongressen
Meister im Alter von fünfundachtzig Jahren gesehen, die sich
wie Jugendliche blitzschnell bewegen konnten und entsprechend
jugendlich wirkten. Kein Wunder also, dass Taijiquan auch eine
hervorragende Kunst zur Verjüngung ist. Mit ihr bist du für ein
wahrhaft dynamisches und gesundes Leben auch im hohen Alter
bestens gerüstet.

Im Folgenden lernst du eine einfache Übung aus dem Taijiquan kennen, die du immer wieder nutzen kannst, auch wenn deine persönliche Leidenschaft vielleicht im Yoga oder in einer anderen Mind-Body-Methode liegt.

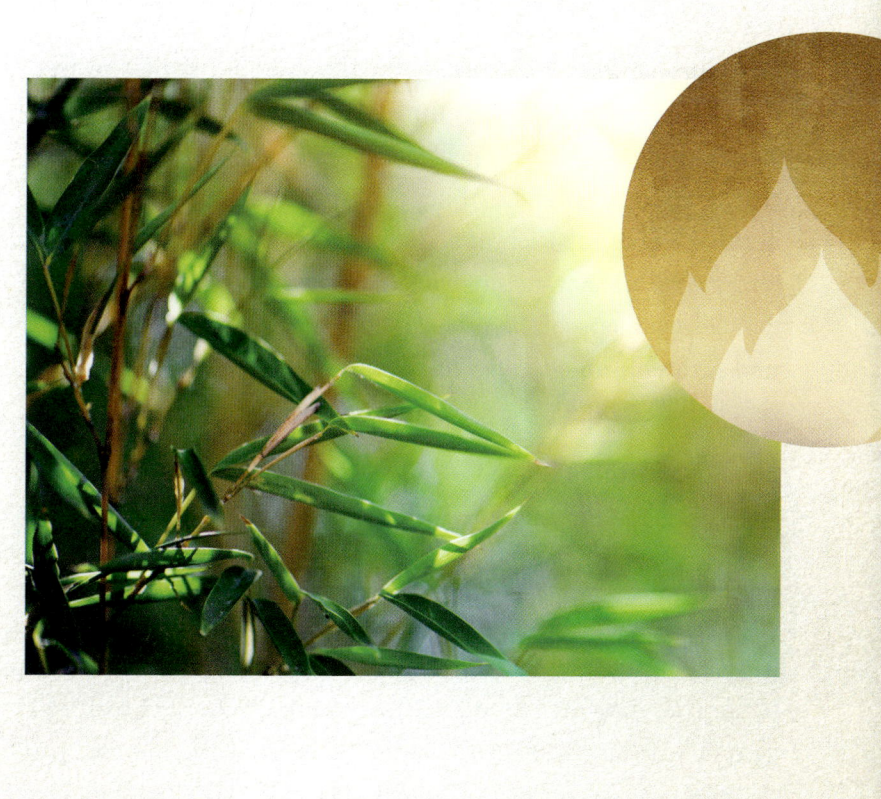

Übung: Der Yin-Yang-Kreislauf

Mit dieser Übung kannst du nicht nur sehr viel Gutes für deinen Bewegungsapparat, insbesondere die häufig vernachlässigten Schultern tun, sondern auch das natürliche Gesetz des Wandels und eines der grundlegenden Prinzipien des Taijiquan nutzen.

Der Yin-Yang-Kreislauf wird durch die Bewegung der Hand aktiviert. Geht die Hand in Richtung Zentrum (Bauch), spricht man von einer Yin-Bewegung, geht sie nach außen, handelt es sich um eine Yang-Bewegung. Der Energiefluss folgt entsprechend bei einer Yin-Bewegung Richtung Zentrum, bei einer Yang-Bewegung über die Hand nach außen. Du lernst hierbei, aus dem »Dantian«, deinem energetischen Zentrum, dein Qi bewusst zu aktivieren und für dein inneres Wachstum und deine Verjüngung zu nutzen.

Zunächst nimmst du die Position ›Mabu‹ ein. Richte hierfür deine Füße in eineinhalbfacher bis doppelter Schulterbreite parallel zueinander aus. Dein Gewicht ruht auf natürliche Weise auf den Füßen. Kopf und Nacken sind sanft aufgerichtet, die Brust ist entspannt, das Gesäß sinkt nach unten. Senke die Hüfte nur so weit ab, dass du genug Kraftreserven hast, um dich voll und ganz auf die Bewegung der Hände konzentrieren zu können. (Im Anschluss an diese Beschreibung findest du Fotos der Übung.)

Die Handhaltung ist die sogenannte Dachziegelhand (walong-zhang). Die Finger werden dazu auf natürliche Weise gestreckt. Daumen und kleinen Finger führst du ein klein wenig nach innen und zueinander, in Richtung Handfläche. Die Handinnenform ist dadurch etwas gerundet wie ein chinesischer Dachziegel.

Wenn du nun mit der Kreisbewegung der Hände beginnst, ist es wichtig, dass du die Handfläche bzw. die Finger in deiner Vorstellung auf einer Kreisbahn bewegst, so, als ob du ständig die Innenseite eines Kreises berührst. Benutzt du die rechte Hand, ruht die linke an der Hüfte und umgekehrt.

Beobachte deine Hand, wie sie einen Kreis beschreibt. Während einerseits der Arm einen großen Kreis beschreibt, entsteht dadurch zugleich eine Drehung der Handfläche selbst. Während der Arm die Schulter als Mittelpunkt seiner Kreisbewegung hat, versuche bitte gleichzeitig, darauf zu achten, dass sich auch die Handfläche selbst dreht.

Kreist die rechte Hand von dir aus gesehen von rechts oben im Uhrzeigersinn nach unten Richtung Bauch und dann wieder links am Körper steigend bis auf Brusthöhe, dreht sich die Spitze des kleinen Fingers dabei in Richtung Handteller. Nachdem die rechte Hand diese Haltung erreicht hat, kann es, bedingt durch die Grenzen der Anatomie, keine weitere Drehung der Spitze des kleinen Fingers mehr geben. Darum muss sich für den Kreisabschnitt im weiter steigenden und öffnenden Teil des Kreises nun der Daumen der rechten Hand drehen, wobei du die Drehrichtung umkehrst und so lange fortfährst, bis du wieder in der ursprünglichen Position der Hand rechts oben angelangt bist.

Auf diese Weise werden drei Viertel des Kreises im Uhrzeigersinn (aus der eigenen Perspektive) mit der Spitze des kleinen Fingers ausgeführt und ein Viertel mit der Spitze des Daumens. Den Punkt, an dem die Führung vom kleinen Finger auf den Daumen übergeht (und umgekehrt), bezeichnet man als Wendepunkt.

Mit etwas Übung wird dir die natürliche Drehung der Hände während der Kreisbewegung des Armes immer besser gelingen, und das Energiegefühl in ihnen wird sich verstärken. Genieße das Gefühl, schöne Kreise zu beschreiben.

Eine der ersten angenehmen Auswirkungen spürst du recht schnell in deinen Händen: Sie werden warm oder prickeln, du merkst die zirkulierende universale Energie – das Qi. Diese Energie fließt über die Akupunktur-Punkte der Finger in den ganzen Körper und sorgt dort für eine Zunahme der Vitalität bis tief in deine Körperzellen hinein. Wenn du dir vorstellst, dass die kreisende Hand die Innenseite eines Kreises berührt, zum Beispiel die Innenseite eines Fahrrad-Reifenmantels, wird sich dieses Energiegefühl rasch verstärken.

Unterschätze bitte die Wirkung dieser Übung nicht. Sie verleiht dir neben einem zunehmenden Körperbewusstsein ein immer besseres Verständnis für deinen Energiekreislauf und zeigt dir, wie du dein Qi bewusst bewegen und ausgleichen kannst. Auf den Bildern siehst du, wie Annemarie Leippert, Mitglied des Vorstandes der »International Society of Chen Taijiquan (ISCT)« die Übung durchführt.

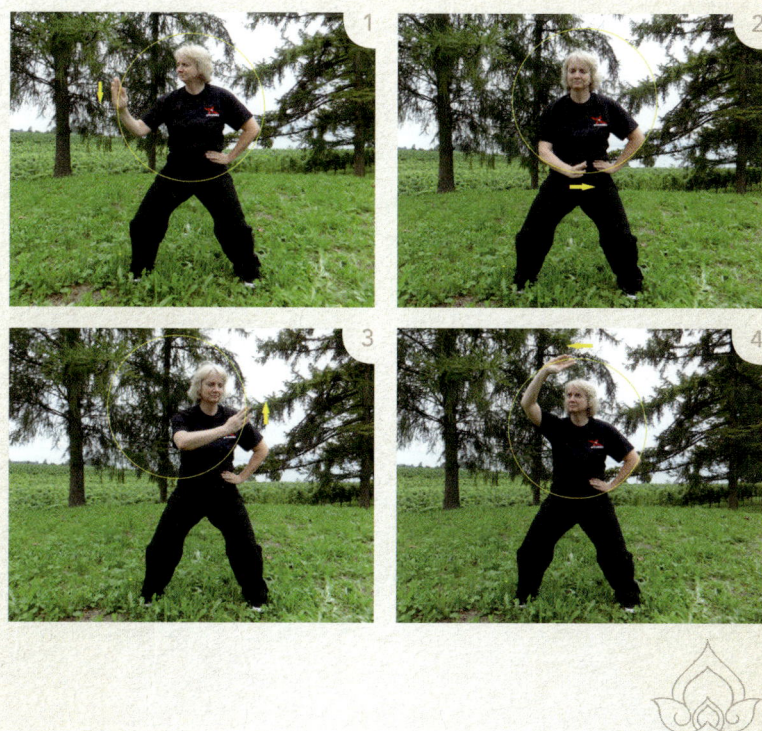

So bleibst du in jedem Alter jung und attraktiv

Unser energetischer Pegel spielt, wie wir nun wissen, für die Aktivität, Gesundheit und damit »Jugend« unserer Körperzellen eine wichtige Rolle. Nachdem du nun bereits begonnen hast, dein jugendliches Feuer in dir zu entfachen, möchte ich nochmals etwas tiefer auf das Thema »Natürliches Anti-Aging« eingehen und dir neben ein paar allgemeinen Überlegungen weitere Tipps für gezielte Verjüngungsaktivitäten aufzeigen.

Sicherlich bist du dir inzwischen darüber bewusst, dass du täglich aufs Neue deine Chance nutzen und dem höchsten Zweck deines Daseins nachkommen kannst, der darin liegt, dich persönlich zu entwickeln und deine Zeit auf Erden voller Kreativität

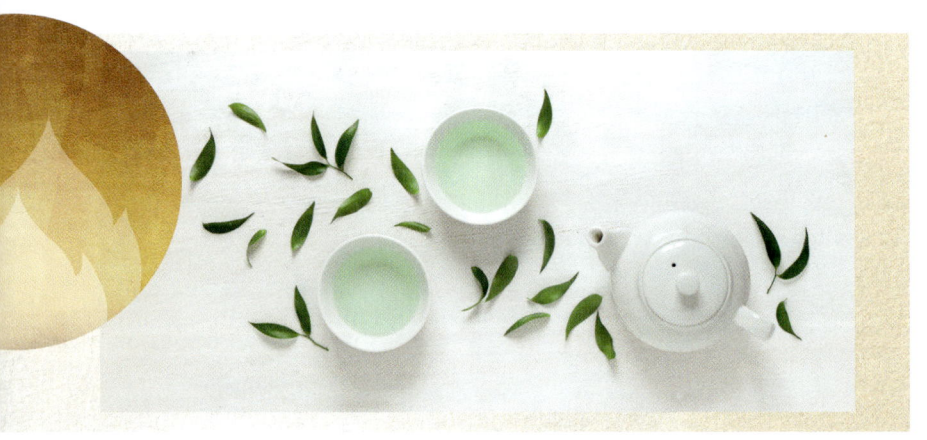

und Freude auszukosten, um ein wundervolles Leben zu führen. Reflektiere nun einmal ganz bewusst: Die heutige durchschnittliche Lebenserwartung eines Menschen beträgt dreiundachtzig Jahre. Wie alt bist du jetzt, und wie viele Jahre hast du somit voraussichtlich noch vor dir? Verbleibt dir mehr oder weniger Lebenszeit, als du bereits hinter dir hast? Wie fühlst du dich bei dieser Überlegung?

Nun frage dich, wie es weitergehen soll. Möchtest du vital, voller Schaffensfreude und mit einem attraktiven Äußeren ein langes und wundervolles Leben führen?

Natürlich sagst du Ja, denn du hast ja schließlich bereits einige der Grundsätze dieses Buches in dein Leben integriert! Oder trägst du vielleicht doch noch ein bisschen Sorge in dir, auf den absteigenden Ast mit Übergewicht, Lustlosigkeit, vermehrten Krankheiten etc. zu geraten? Dann lasse dir sagen: Du hast den weiteren Verlauf zu mehr als siebzig Prozent selbst in der Hand. Älter werden ist zwar ein Naturgesetz, Verfall jedoch nicht. Die folgenden zusätzlichen Anregungen zeigen dir, wie du in jedem Alter jung und attraktiv bleiben kannst.

Nachhaltiges Anti-Aging beginnt im Kopf. Eigne dir daher zuerst die richtige Geisteshaltung an, denn diese steuert deine Gewohnheiten, Handlungen und letztendlich biochemischen Prozesse bis auf Zellebene. Die Intensität deiner Leidenschaft für das Leben, die sich aus deiner geistigen Einstellung ergibt, ist ein guter Indikator, inwieweit du diesen ersten Aspekt schon erfüllst. Sodann gilt:

1. Lerne (wieder), mehr im Einklang mit den Prinzipien der Natur zu leben.

2. Erkenne Anti-Aging bzw. auf natürliche Weise jung, vital und attraktiv zu bleiben als eine permanente, ganzheitliche Aufgabe.

3. Werde dir bewusst, dass dein tatsächliches »biologisches« Alter zählt, nicht die Zahl auf deiner Geburtsurkunde.

4. Lerne, die Gesundheit und Aktivität deiner Körperzellen anzuregen.

5. Transportiere unablässig positive Informationen in die Körperzellen, allein liebevolle Gedanken bewirken schon sehr viel.

6. Erhalte über dein Energiekörpersystem Zugang zu den hundert Prozent deines eigenen Wesens.

7. Setze dir täglich Wachstumsimpulse.

8. Das Wichtigste: Sei konsequent in der Umsetzung der Schritte 1 bis 7.

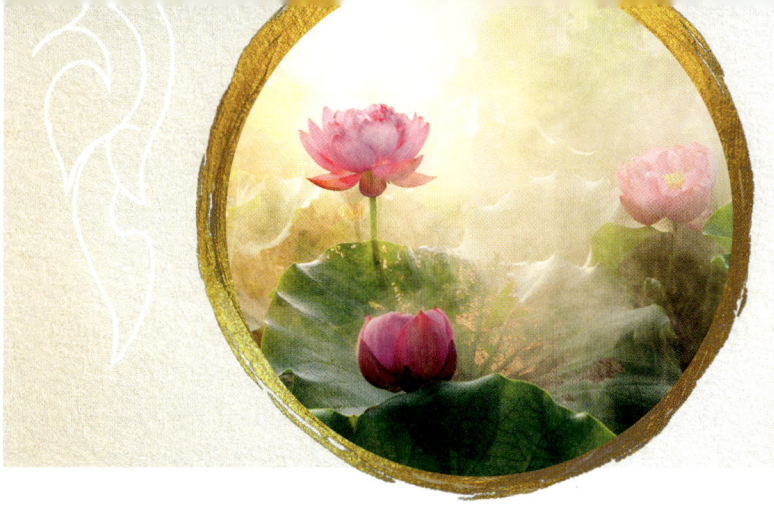

Nimm dir also im ersten der aufgeführten Schritte vor, wieder stärker nach den Prinzipien der Natur zu leben. Diese sind wichtig in einer Welt, die uns trotz aller technischen Errungenschaften zunehmend von unserer ursprünglichen Intelligenz trennt. Verstehe, dass du Teil der Natur bist, deren Gesetze deine Existenz bestimmen. Wenn du im Einklang mit ihnen lebst, wirst du trotz Zunahme deines »chronologischen« Alters jung und gesund in jedem Alter bleiben können, denn die Naturgesetze regeln die Prozesse in deinem Organismus. Diese Prozesse wiederum helfen dir, deine Vitalität, Schönheit und ein strahlendes Äußeres zu erhalten.

Ein wichtiges Naturgesetz ist das des permanenten Wandels: Nacht wird zu Tag, wir schlafen und werden wach, sind guter Stimmung und wieder schlecht drauf usw. Es ist vorteilhaft, sich diese Abläufe bewusst zu machen. Dadurch können wir besser mit ihnen umgehen und sogar zukünftige Ereignisse vorhersehen. Leben wir dieses Yin-Yang-Prinzip, wie es die chinesische Philosophie nennt, aktiv, bringt es uns in Einklang mit seiner Intelligenz, und wir werden vom Leben reichhaltig belohnt. Es geht also darum, Natürlichkeit in dein Leben zu bringen. Frage dich dazu immer wieder einmal: Ist das, was ich gerade tue, natürlich? Etwa stundenlang ohne eine kurze Pause vor dem PC zu sitzen oder gar mit einer Cyber-Brille künstliche Welten zu erleben?

Anti-Aging bzw. auf natürliche Weise jung, vital und attraktiv zu bleiben, ist eine permanente Aufgabe, die du ganzheitlich umsetzen solltest und nicht nur, indem du auf Anti-Falten-Cremes zurückgreifst. Doch warum können wir nicht unbegrenzt lange leben? Molekularbiologen begründen dies mit der kontinuierlichen Anhäufung von DNA-Schäden im Laufe eines Lebens bis zum Absterben der Zellen. Diesen Prozess kann man zwar nicht aufhalten, aber maßgeblich beeinflussen und verzögern. Wir müssen nur an der Basis ansetzen, unsere Zellen gesund und aktiv halten. Genauer gesagt, sollte auf natürliche Weise die Aktivität des Enzyms »Telomerase« in unseren Zellen angeregt werden. Dies gelingt uns über entsprechende Mind-Body-Techniken wie Taijiquan und unsere Lebensführung.

Gleichzeitig sollten wir ständig Informationen der Liebe und Jugend in unsere Zellen bringen, die sich bei jeder Zellteilung wie ein Lauffeuer verbreiten. Lerne dazu, dein Energiekörpersystem und somit hundert Prozent deines eigenen Wesens zu erreichen. Hierin liegt ein bedeutender Schlüssel für Verjüngung und persönliches Wachstum. Die Fähigkeit hierzu hast du mit der Umsetzung dieser Anleitung nun effektiv erworben.

Wie bereits gesagt, dein Körper und dein Geist wollen ständig von dir wissen, für was du dich entscheidest: Wachstum oder Abbau? Du solltest beiden daher täglich Signale des Wachstums geben, die die Impulse des Abbaus etwa durch Stress übersteigen.

Und das Allerwichtigste: Bringe Konsequenz in dein Leben, und kultiviere gute Gewohnheiten, denn diese sind der Schlüssel für Erfolg und nachhaltige Ergebnisse.

Lasse dich im letzten Teil dieses Buches nun noch von den folgenden Übungen inspirieren, mit denen du dir selbst, deinem Partner oder deiner Partnerin und deinen Mitmenschen viel Gutes tun kannst.

Übung: Steigere deine Sexualkraft

Die Sexualkraft gilt in östlichen Weisheitslehren, insbesondere im Daoismus, als wichtige Grundlage für Gesundheit, Kreativität und Langlebigkeit. Bei uns in der westlichen Welt wird sie häufig auch als Anhaltspunkt für das biologische Alter angesehen. Sexuelle Betätigung dient nicht nur dem Vergnügen, sondern ist für Körper und Seele ein wahrer Jungbrunnen.

Allerdings werden dem Mann bei jeder Ejakulation auch Energien geraubt, da im Anschluss an diese alle beteiligten Organe ihr Bestes geben müssen, um Nachschub an Samenflüssigkeit zu produzieren. Daher sollte die Sexualkraft über energetische Übungen entsprechend gestärkt werden, um nicht nur mehr Freude beim Liebesspiel zu haben, sondern auch den möglichen Energieverlust rasch wieder auszugleichen.

Die feinstoffliche, energetische Grundlage für die Sexualität ist in den Nieren gespeichert, den eigentlichen Lebensbatterien in der Sicht der Daoisten. Gesunde Nieren stehen bei ihnen ähnlich wie das Herz für Lebenskraft und zudem für sexuelle Leistungsfähigkeit.

Vor diesem Hintergrund schließt diese Übung das gesamte Energiesystem und speziell auch die energetische Öffnung und Anregung des Nierenbereichs mit ein. Sie besteht aus drei Phasen und ist eine wirkungsvolle Kombination aus Praktiken chinesischer Kampfkunst, Qi Gong und sexueller Meditation. Mit etwas Übung wirst du bei der Durchführung bisweilen ein angenehmes Prickeln in deinem Unterbauch verspüren können. Du fühlst dann die zirkulierende Energie in deinem energetischen Zentrum, dem sogenannten Dantian. Dieses befindet sich etwa drei Finger breit unterhalb deines Bauchnabels und etwa drei Zentimeter in den Leib gerichtet.

Du kannst die Übung an allen Orten durchführen, an denen du für etwa zehn Minuten deine Ruhe hast und nicht gestört wirst. In freier Natur wie etwa im Wald oder am Meeresstrand ist sie besonders wirksam.

Wenn du einmal wenig Zeit hast und dich trotzdem »fit« halten möchtest, kannst du sie auch auf ein bis zwei der nachfolgenden Phasen beschränken. Wähle dabei je nach Lust aus deinem Repertoire aus. Jede Phase hat ihre spezielle Wirkung auf die Steigerung deiner Liebeskraft.

Phase 1:
Stelle dich mit beiden Füßen parallel etwa in Schulterbreite hin. Richte deinen Kopf auf, und stelle dir vor, dass ein Lot durch den obersten Punkt deines Schädels herabgeht und im Dammbereich wieder austritt. So hast du eine energetisch optimale Position eingenommen. Entspanne dich durch minimales Beugen der Knie,

senke das Gesäß leicht, und behalte diese lockere jedoch stabile aufrechte Stellung bei.

Nun halte die Hände geöffnet und völlig entspannt mit den Fingern leicht gestreckt und fast aneinander anliegend vor deinem rechten bzw. linken Oberschenkel, mit wenigen Zentimetern Abstand zu deinen Beinen. Schließe nun die Augen. Fühle nach etwa dreißig Sekunden in deine Hände. Spürst du in diesen bereits ein leichtes Kribbeln oder auch etwas Wärme? Gut! Nun fühle noch mehr in deine Hände hinein, und spüre, wie dieses Gefühl stärker wird. Verweile etwa dreißig Sekunden darin. Dann fühle dein Dantian in deinem Unterbauch. Verweile auch hier etwa eine halbe Minute mit deiner Wahrnehmung, und lasse diese stärker werden. Anschließend gehst du mit deiner Aufmerksamkeit in den Bereich deiner Nieren. Fühle auch in diesen hinein. Was merkst du? Nun gehst du mit deiner Aufmerksamkeit wieder in deine Hände. Lasse das Energiegefühl stärker werden, und hebe deine Hände leicht vor deinem Bauch an, als ob du einen Fußball vor deinem Unterleib halten wolltest. Die Handflächen zeigen dabei zueinander. Spüre die energetische Verbindung zwischen deinen Händen. Nun atme aus, und führe dabei die Hände etwas zusammen. Beim anschließenden Einatmen bringst du sie wieder auseinander. Der energetische Ball zwischen deinen Händen verändert somit seine Größe mit jeder Phase der Atmung. Führe den Zyklus des Ein- und Ausatmens achtmal durch. Dann führe die Wahrnehmung in deinen Händen in dein Dantian. Dabei legst du zuerst die linke Hand direkt unterhalb des Bauchnabels auf deinen Bauch, und die rechte Hand nun auf die linke. Jetzt kreist du langsam mit deinen aufeinanderliegenden Händen um dein Dantian. Zuerst achtmal von dir aus gesehen links herum – also gegen den Uhrzeigersinn, dann rechts herum. Lasse dir dabei etwas Zeit, und stelle dir vor, wie die Energie aus deinen Händen in dein Zentrum fließt. Halte danach die Hände noch kurz auf dem Bauch, und versuche, deine Hände, das Dantian, und den Bereich der Nieren als ein einziges Energiefeld wahrzunehmen. Lasse das mit deiner Vorstellung verbundene Gefühl stärker werden, genieße es, und verweile weitere dreißig Sekunden darin. Öffne dann ganz langsam die Augen.

Phase 2:
Jetzt nimmst du einen Stand ein, der etwas breiter als schulterbreit ist. Ziehe ganz locker dein Energiezentrum, dein Dantian, nach oben, das Gesäß senkt sich dabei. Wenn du die Gesäßmuskeln leicht anspannst, erfolgt diese Bewegung nahezu automatisch. Ziehe aber das Dantian ohne Anstrengung so weit wie möglich nach oben. Mache diese Bewegung ganz bewusst achtmal langsam ohne jegliche Forcierung, sodass du etwa alle fünf Sekunden eine Hebung und Senkung deines Dantian durchführst. Es kommt auch in dieser Phase auf deine Achtsamkeit und dein Gefühl bei der Bewegung an. Du bist nun wieder in der Ausgangsstellung. Verweile zehn Sekunden darin.

Jetzt verlagerst du mit weiterhin aufgerichtetem Oberkörper dein Gewicht zuerst langsam nach rechts, dann nach links und anschließend abwechselnd und in ähnlichem Tempo wie bei der Dantianbewegung leicht von einem Fuß auf den anderen. Hier ist es wichtig, dass die Bewegung äußerlich nur minimal am Einsinken in deinen Knien sichtbar ist und du dich vollkommen auf die Wahrnehmung des Verlagerns konzentrierst. Stelle dir vor, dass das Gewicht deines gerade belasteten Fußes in den Boden sinkt. Genieße das Gefühl dabei, und führe die Übung achtmal, also mit vier Verlagerungen je Fuß durch, bevor du wieder in der mittleren Ausgangsposition bist.

Verweile in dieser wiederum etwa zehn Sekunden, und führe dann nochmals achtmal bewusst die vorherige sanfte Dantianbewegung durch.

Schließlich stellst du dich wieder schulterbreit hin und bist wieder in deiner Ausgangsposition. Deine Hände hängen locker vor deinen Oberschenkeln herab. Entspanne dich kurz.

Phase 3:

Schließe deine Augen, und visualisiere in deinem Geist deinen Partner bzw. deine Partnerin oder eine andere Person, die dich körperlich sehr anzieht. Stelle dir vor, ihr begegnet euch an einem schönen Ort, an dem gerade keine anderen Menschen sind. Die Person deines Begehrens kommt nun auf dich zu. Sie lächelt dich mit einem liebevollen Blick und voller Lust an. Wo siehst du als erstes hin? Was reizt dich an ihr besonders? Diese attraktive Gestalt steht dir nun im Abstand von einem Meter direkt gegenüber. Schaue ihr nun in die Augen, und fühle ihre Ausstrahlung. Kannst du ihre Begierde und ihre Atmung fühlen? Fühlst du deine sexuelle Erregung? Was hörst du und siehst du, wenn du diesem tollen Menschen so nahe bist? Du kannst dir nun vorstellen, wie ihr euch innig küsst, gegenseitig langsam auszieht und leidenschaftlichen Sex miteinander habt. Gemeinsam kommt ihr zum Höhepunkt und habt ein wunderbares Erlebnis.

Genieße deine Vorstellung, lächle innerlich, und sage dir anschließend im Stillen: »Danke für meine wunderbare Sexualkraft und Freude an der Liebe.«

Verweile nun noch kurz in deiner Grundposition,
öffne dann wieder langsam deine Augen, und
kehre in das Tagesbewusstsein zurück.

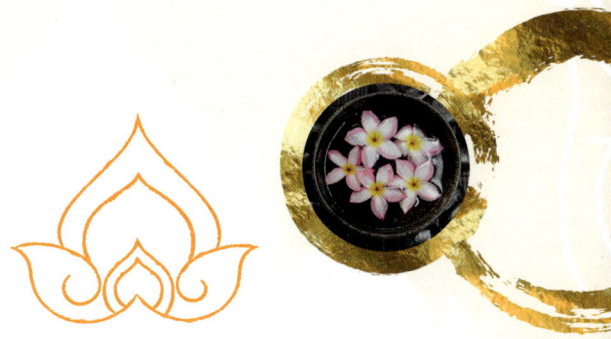

Nun, da du bereits so viele Erkenntnisse und neue Fähigkeiten für dein eigenes Leben gewonnen hast, möchtest du damit vielleicht auch anderen Menschen bewusst etwas geben. In diesem Abschnitt erhältst du mittels der folgenden, letzten Übung eine Anregung dazu, wie du unmittelbar auf energetischer Ebene dir selbst und deinen Mitmenschen Gutes tun kannst. Nachdem dir ja längst klar geworden ist, dass alles Energie ist und wir alle miteinander verbunden sind, hast du keine Zweifel mehr hinsichtlich der Wirkung. Du wirst bei jeder Ausführung zu einem Licht in unserer Schöpfung.

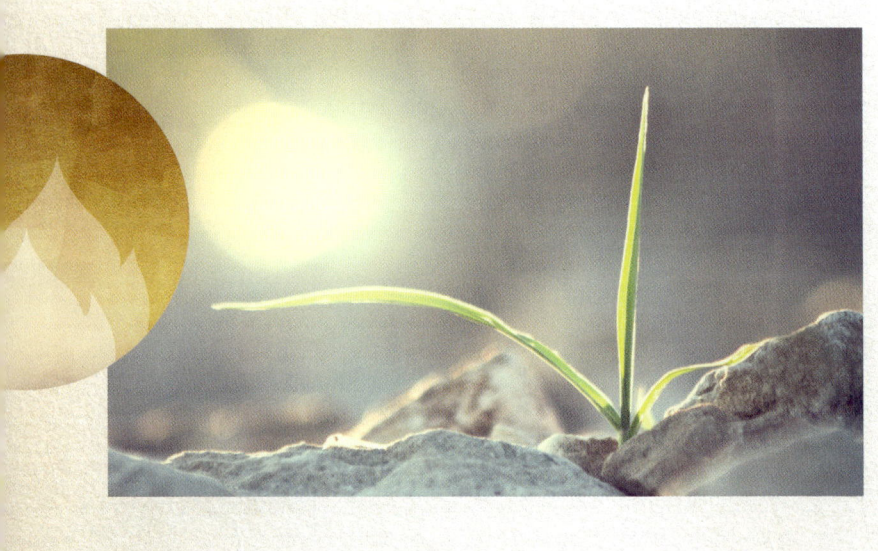

Übung: Die Himmel-Erde-Meditation

Diese Meditation führst du am besten unter freiem Himmel durch. Ich praktiziere sie meistens nach meinem Taijiquan-Training oder auch im Anschluss an einen Lauf. Sie hilft dir, dich fest mit deinen Absichten zu verbinden, schenkt dir ein spürbares Gefühl der Befriedigung, zeigt dir, dass du auf dem richtigen Weg der Verwirklichung bist und versprüht Licht und Liebe in unsere Welt.

Begib dich ins Freie, nach Möglichkeit in den Wald oder in die Nähe eines Waldes. Dieser schenkt dir zusätzliche Energie. Lasse beide Arme locker hängen, und schaue in den Himmel. Lehne dabei den Kopf nicht zu weit nach hinten, sondern nur etwas, sodass es für dich bequem ist.
Stelle dir vor, wie dein Kopf mit dem Himmel verbunden ist. Spüre, wie sich die Verbindung mit der endlosen Weite des Himmels anfühlt. Fühle deine Füße, und stelle dir vor, wie diese tief in der Erde verwurzelt sind. Du kannst dir hierzu auch vorstellen, wie sie immer weiter in den Boden wachsen. Spüre nun gleichzeitig die Verbindung deines Kopfes mit dem Himmel wie auch die Verbindung deiner Füße mit der Erde.
Du bist nun mit Himmel und Erde verbunden und nimmst dies vielleicht auch über ein Energiegefühl in deinen Händen oder

einer anderen Stelle in deinem Körper wahr. Nun visualisiere mit Blick in den Himmel deine dir wichtigsten Absichten, die du in dieser Anleitung formuliert hast. Sieh, wie du dein Ziel erreicht hast, und spüre es. Höre auch, wie andere Menschen dies bestätigen und etwa zu dir sagen:»Du siehst ja toll aus.« Reihe so eine Absicht an die andere, und stelle dir ihre Erfüllung vor. Anschließend sage dir innerlich:»Ich bin eine Quelle der wahren Liebe, der Gesundheit und der ewigen Jugend und strahle das wahre Gute in die Welt – jetzt, heute, die nächsten Tage, die nächsten Wochen, Monate, Jahre, Jahrzehnte, mein ganzes Leben, alle meine weiteren Leben (wenn du auch an weitere Leben glaubst).« Visualisiere dies, und fühle es.

Nun atme tief ein, hebe dabei beide Arme an der Seite hoch. Sage dir jetzt:»Ich nehme die göttliche Liebe und alles Gute auf und lasse es in mich hinein. Alles Negative fließt aus mir heraus in den Boden.« Stelle dir vor, wie die göttliche Liebe und das Gute von oben in dich hineinfließen und alles möglicherweise Negative nach unten in Richtung Boden verdrängen. Dabei streichst du dir über den Kopf bis zur Brust, über den Bauch bis zu den Beinen und berührst mit den Händen kurz den Boden, um das Negative dorthin abzugeben. Anschließend richtest du dich auf und sagst dir:»Ich bin voller Liebe, Gesundheit und Jugend«, und genießt noch etwas dieses aufbauende Gefühl.

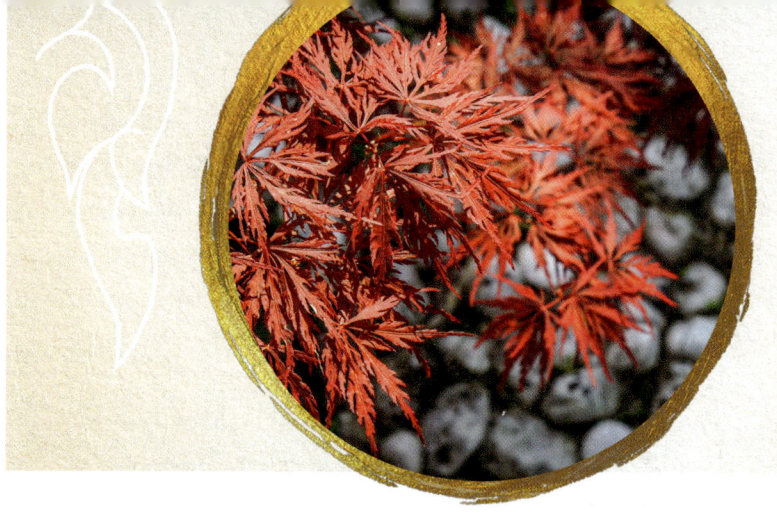

Schlusswort: Versprühe deine Leidenschaft und Liebe

Wenn du der Anleitung in diesem Buch gefolgt bist, wirst du zunehmend die Sehnsucht deines Herzens spüren, die dir unabhängig von deinem jetzigen chronologischen Alter sagt: Gehe hinaus, lebe dein Leben, nimm neue Chancen wahr, wachse, und trage deine Größe in diese Welt zu deinem Wohle und dem deiner Mitmenschen.

Nicht nur eine neue Liebe ist ein neues Leben, wie der gleichnamige Song verspricht. Du kannst täglich etwas Faszinierendes, Neues und Spannendes aus deiner Zeit auf Erden gestalten. Wenn du über die Aktivierung deiner Intuition und die Steigerung deiner Kreativität deine Leidenschaft für das Leben entfacht hast, wirst du sie deinen Mitmenschen vorleben und mittels deines hohen Energieniveaus liebevoll zum Ausdruck bringen. Liebe hat die höchste energetische Schwingung. Kein Wunder also, dass du selbst zu einer Quelle der Liebe geworden bist.

Andere Personen werden durch dich inspiriert werden. Genieße dies und vor allem auch deine neue Jugendlichkeit. Gib dein Wissen bewusst weiter. Bedenke, dass es tief in deinen Körperzellen steckt und du es als Vermächtnis sogar deinen Nachkommen hinterlassen kannst. Unsere Welt braucht dieses Wissen, und du kannst täglich dazu beitragen, unsere schöne Erde etwas besser zu machen.

Ich wünsche dir viel Erfolg, Liebe und Freude. Bewahre das Feuer in deinem Herzen!

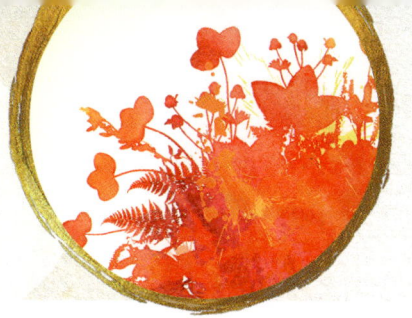

Danksagung

Ich danke allen geschätzten Leserinnen und Lesern meiner bisherigen Lebensratgeber, die mich mit ihren Erfahrungen zu diesem neuen Werk inspiriert haben. Auch danke ich der göttlichen Weisheit und Liebe, die mein eigenes Leben so wunderbar gestaltet und sich durch mein Wirken auf materieller und geistiger Ebene zum Ausdruck bringt.

Herzlichen Dank an meine Familie und an alle Menschen, die mich in meiner Hingabe zu den Themen »Glücklich Älterwerden«, »Natürliches Anti-Aging« und »Persönliches Wachstum« unterstützen. Ich bin dankbar, dazu beitragen zu können, wertvolles, ewiges Wissen und Lebensfreude in diese Welt zu tragen.

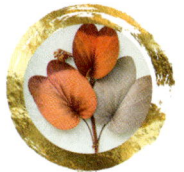

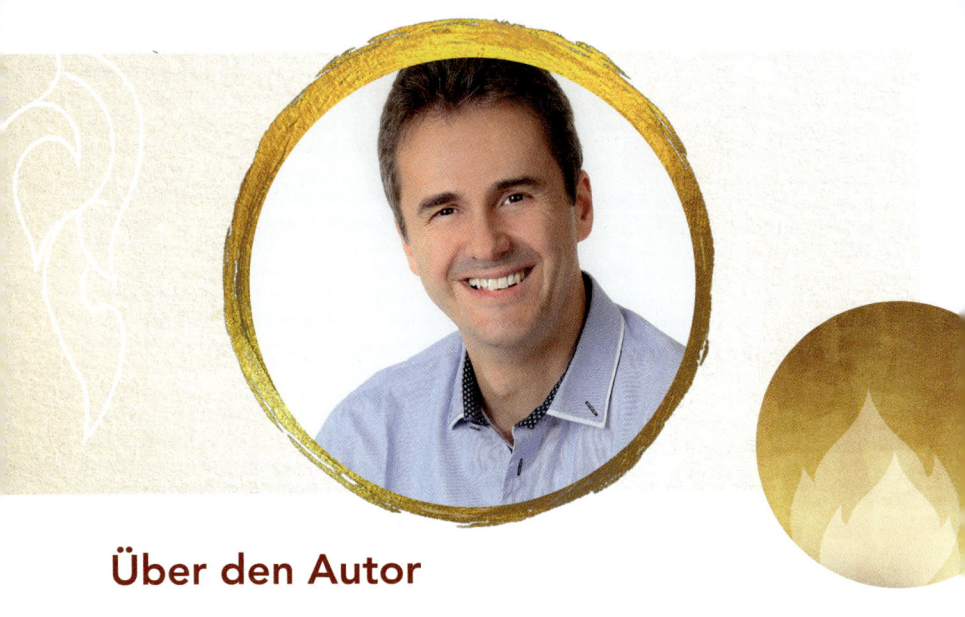

Über den Autor

Christof Steinhauser ist ausgebildeter Betriebswirt mit zusätzlicher psychologischer Qualifikation. Er verfügt über langjährige Erfahrung im Personalmanagement und in kaufmännischen Geschäftsleitungsfunktionen führender Unternehmen. Als Sachbuchautor, Redner und Coach steht er Menschen zur Seite, die beruflich und privat ein erfülltes Leben verwirklichen und auf natürliche Weise jung bleiben möchten.

Seit mehr als 20 Jahren befasst er sich mit psychologischen und energetischen Methoden und Praktiken wie NLP, Reiki, Meditation, Quantenheilung, Qi Gong und der Kampfkunst Taijiquan. Im Zuge seiner langjährigen Erfahrung und Praxis entwickelte Christof Steinhauser ein Programm für ganzheitliche Gesundheit, persönliches Wachstum und wirkungsvolle Verjüngung mithilfe mental-spiritueller Techniken. Er schreibt zu diesen Themen Bücher, hält Vorträge und veranstaltet Workshops.

Sein Motto »Jung bleibt, wer Körper, Geist und Seele nährt und in seinem Herzen das Feuer für große Taten der Zukunft behütet« führt ihn selbst erfolgreich durch das Leben.

www.christofsteinhauser.com

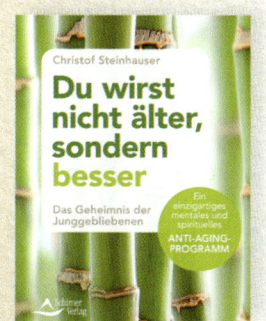
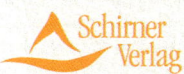

Bildnachweis

Fotos zur Übung »Der Yin-Yang-Kreislauf«:

© Annemarie Leippert

Bilder von der Bilddatenbank www.shutterstock.com:

Schmuckelemente: goldene Farbe: #298809653 (©Shumo4ka), goldene Kreise: #695532280 (©Dimec), #567315742 (©Shumo4ka), Papierhintergründe: #130557848 (©Flas100), #589893980 (©Paladin12), Goldhintergrund: #475231264 (©TroobaDoor), Übungshintergrund: #724906138 (©SongE), Flammensymbole: #186451412 (©Doggygraph)

Weitere Bilder: S.3 #450266569 (©SnappixPro), S.6 #116574568 (©isak55), S.13 #127341932 (©hxdbzxy), S.17 #150433301 (©Aeypix), S.19 #144413839 (©Dynamicfoto), S.20 #1078628306 (©Martin M303), S.24 #684165031 (©Marco Foto), S.29 #519704290 (©VICHAILAO), S.30 #418117741 (©Pattama Chalapinyo), S.38 #126921629 (©Piotr Krzeslak), S.40 #362557808 (©JPL Designs), S.42 #257677498 (©Scorpp), S.44 #361148300 (©kao), S.44 #83658001 (©bannosuke), S.49 #1107729941 (©Zulashai), S.51 #522013009 (©Meaw story), S.58 #1110670619 (©Rawpixel.com), S.70 #149654618 (©Maria Komar), S.78 #181446101 (©Olga Lyubkin), S.81 #561296632 (©Kanchana Sukhatip), S.86 #670776643 (©Ian Dyball), S.90 #276084200 (©Gita Kulinitch Studio), S.92 #251769337 (©ms. Octopus), S.104 #1086286781 (©OHishiapply), S.105 #305602943 (©John Pavlish), S.106 #428196370 (©Fortyforks), S.109 #674165512 (©Subbotina Anna), S.114 #629902922 (©Fortyforks), S.117 #145621699 (©gyn9037), S.125 #262912076 (©skywing), S.126 #145406503 (©nature photos), S.129 #1085617337 (©nbnserge), S.131 #1015034299 (©SERASOOT), S.131 #228613312 (©art_of_sun), S.135 #313696832 (©Galyna Andrushko)

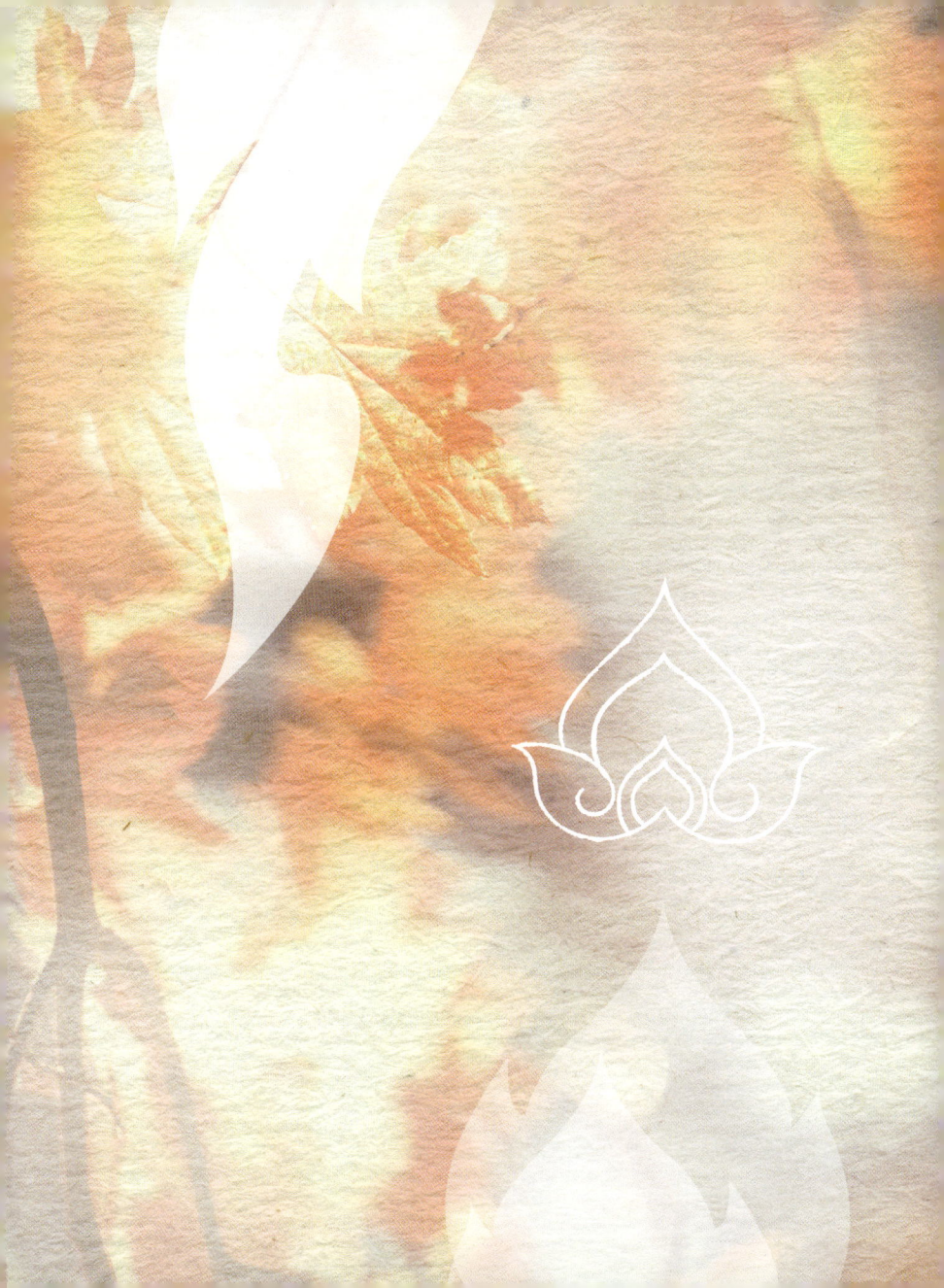

Danke für deine **REZENSION**
– *Gemeinsam sind wir mehr* –

Liebe Leserin, lieber Leser,

von Herzen danken wir dir, dass du dieses Buch in den Händen hältst und es bis zum Ende gelesen hast. Das bedeutet uns, dem Schirner Verlag und seinen Autoren, sehr viel. Aus voller Überzeugung und mit Hingabe widmen wir uns seit vielen Jahren Themen, die unser aller Lebensqualität und Bewusstwerdung dienlich sind, und hoffen, einen Beitrag für eine lichtvollere Welt leisten zu können. Wenn dir unsere Arbeit gefällt, möchten wir dich bitten, dir einige Minuten Zeit zu nehmen, um dieses Buch zu rezensieren. Warum? Die meisten Menschen lesen Rezensionen, bevor sie ein Buch kaufen, da sie hierdurch einen Eindruck bekommen, ob und wie der Inhalt des Buches den Leser erreicht hat. Eine kurze Rezension ist dabei ebenso hilfreich wie eine lange, sehr ausführliche. Um es auf den Punkt zu bringen:

Eine Rezension ist heutzutage die beste Werbung für ein Autorenwerk!

Wenn du den Schirner Verlag und seine Autoren neben dem Buchkauf auch anderweitig unterstützen willst, dann bitten wir dich: Schreibe für jedes Werk eine Rezension – am besten auf der Seite, wo du es gekauft hast, und zusätzlich beim Schirner Verlag und bei Amazon. Das wäre nicht nur eine Wertschätzung für die Autoren, sondern kann dazu beitragen, dass die Verkaufszahlen steigen und der Schirner Verlag auch in herausfordernden Zeiten Bestand hat.

WIE SCHREIBT MAN EINE REZENSION?

Grundsätzlich sollte eine Rezension aus der eigenen, subjektiven Sicht geschrieben werden, da es sich um eine persönliche Meinung handelt. Du kannst in zwei Sätzen deine Gedanken zu dem Buch äußern oder eine längere Rezension verfassen. Falls du nicht weißt, wie du beginnen sollst, hier ein paar Anregungen:

- War das Buch leicht verständlich geschrieben? Wie hat dir die Sprache gefallen? Wie empfandest du die Aufteilung der verschiedenen Themen?
- War es unterhaltsam? War es deiner Meinung nach mit Herzblut und Liebe geschrieben? Wie hat es auf dich gewirkt?
- Hat es dein Herz berührt? Konntest du dich wiederfinden?
- War es tief greifend genug? Hast du viel Neues gelernt?
- Hat es gehalten, was der Titel und die Buchbeschreibung versprochen haben? Hat es deine Erwartungen erfüllt?
- Was macht das Buch besonders? Warum sticht es heraus im Vergleich zu anderen Büchern, die ein ähnliches Thema behandeln?
- Würdest du das Buch weiterempfehlen oder verschenken?

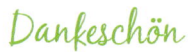

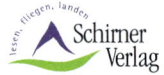